Fit und gesund
für Frauen ab 50

Unser Service für Sie

Wenn neue Gesetze und Verordnungen in Kraft treten oder sich zum Beispiel Förderbedingungen oder Leistungen ändern, finden Sie die wichtigsten Fakten in unserem Aktualisierungsservice zusammengefasst.
Mit dem Klick auf **www.ratgeber-verbraucherzentrale.de/aktuell** sind Sie dann ergänzend zu dieser Auflage des Buches auf dem neuesten Stand. Diesen Service bieten wir so lange, bis eine Neuauflage des Ratgebers erscheint, in der die Aktualisierungen bereits eingearbeitet sind. Wir empfehlen, Entscheidungen stets auf Grundlage aktueller Auflagen zu treffen.
Die lieferbaren aktuellen Titel finden Sie in unserem Shop:
www.ratgeber-verbraucherzentrale.de

Fit und gesund für Frauen ab 50

SILKE JÄGER

verbraucherzentrale

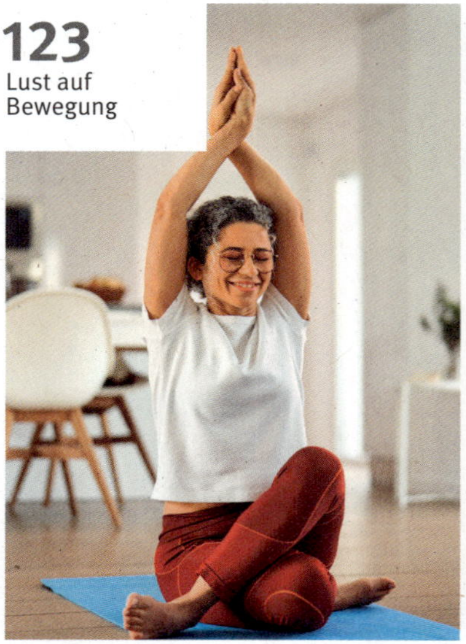

123 Lust auf Bewegung

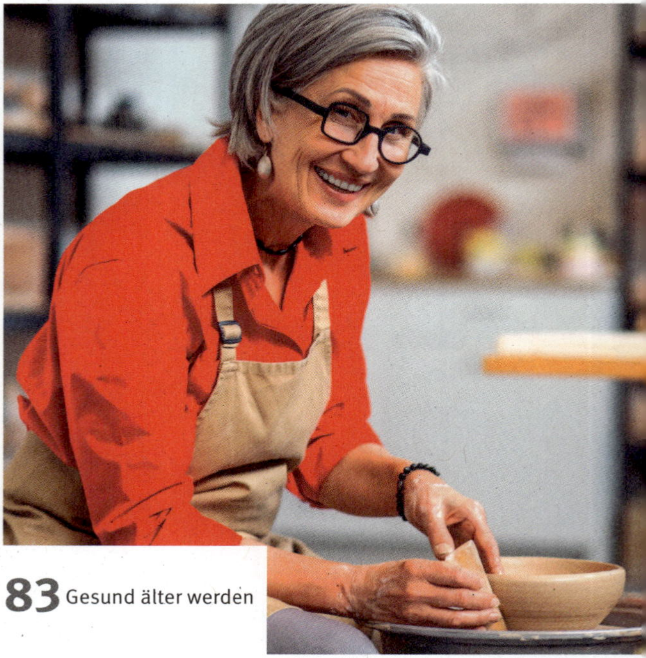

83 Gesund älter werden

Inhalt

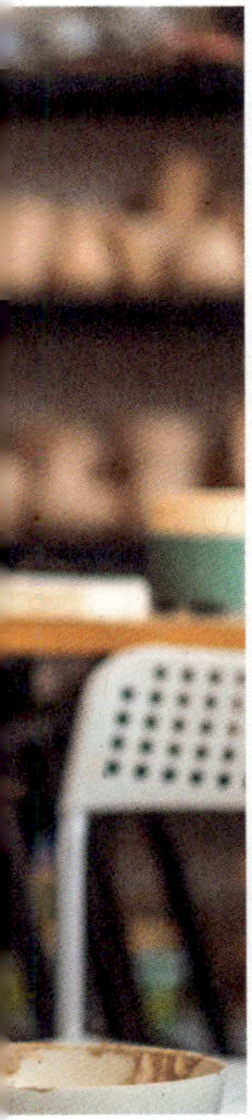

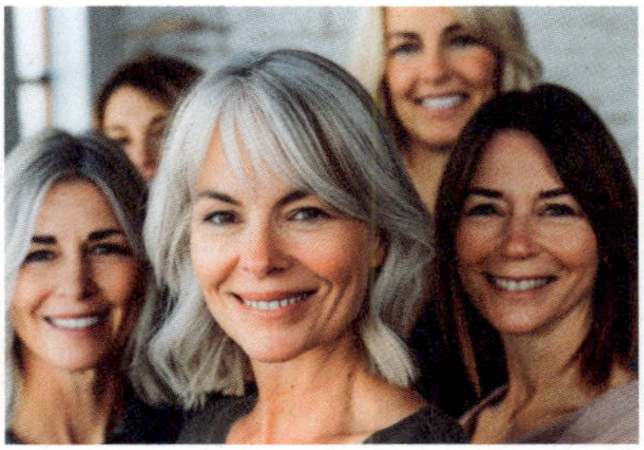

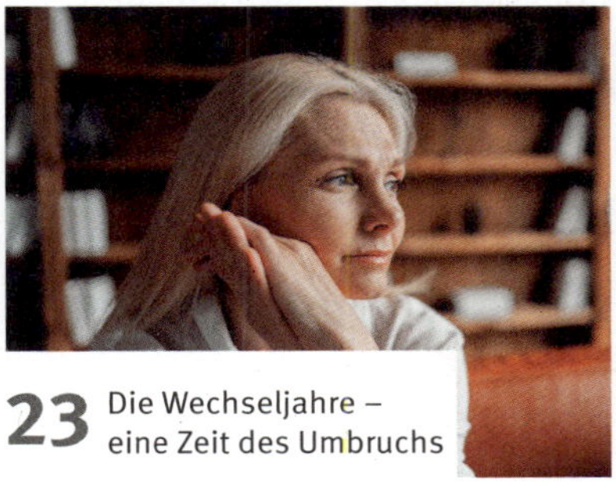

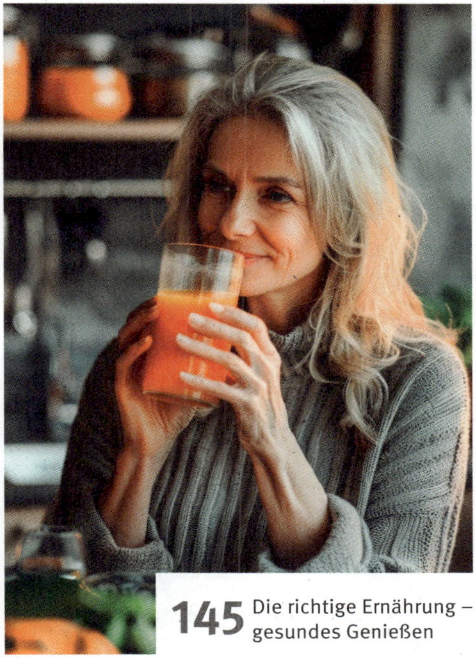

Sie sind über 50? Herzlichen Glückwunsch!

Ihre zweite Lebenshälfte hat begonnen. Wie fühlen Sie sich? Freuen Sie sich auf das, was vor Ihnen liegt, oder ist Ihnen eher ein wenig mulmig zumute?

Die Mitte des Lebens galt im antiken Griechenland als Zeit der Blüte. Wer in der Mitte steht, kann zurückschauen – und die bisher gemachten Erfahrungen überblicken. In der Mitte stehend eröffnet sich aber auch der Blick nach vorn. Was sehen Sie, wenn Sie sich Ihre Zukunft vorstellen? Um die Mitte des Lebens ranken sich viele Klischees. Angefangen bei der Midlife-Crisis bis hin zur Pflegebedürftigkeit. Die Bilder, die sich die Gesellschaft von diesem Lebensabschnitt macht, sind geprägt von Verlust: Verlust der Leistungsfähigkeit, der Schönheit und der geistigen Vitalität.

Gleichzeitig kursieren Sätze wie „70 ist das neue 50". Sie drücken aus, dass wir heute länger gesund bleiben als früher. Das ist ohne Zweifel eine gute Nachricht. Doch unterschwellig schwingt gleichzeitig mit: Wir müssen auch länger jung bleiben, wenn wir dazugehören wollen. Viele Menschen hadern damit, dass sie älter werden. Vor allem für Frauen ist es nicht leicht, die Tatsachen des Alterns zu akzeptieren. Sie stehen besonders unter Druck, möglichst lange vital und frisch zu wirken.

Wenn man Menschen fragt, ob sie alt sind, sagen die meisten, dass ihr Altsein erst in fünf Jahren beginnt – egal, wie alt sie zu diesem Zeitpunkt sind. Und die Frage, ob sie alt sind, stellen sich Menschen immer später, sagt die Alternsforscherin Becca Levy. Welches Bild wir uns vom Altern und vom Alter machen, ist nicht egal. Es kann das Leben verlängern – oder verkürzen. Das fand Levy 2002 in ihrer Forschung heraus. Die Arbeit der Präventions- und Alternsforscherin Susanne Wurm bestätigte ihre Ergebnisse zehn Jahre später. Wurm befragte in einer Langzeitstudie über 23 Jahre lang Menschen nach ihren Vorstellungen vom Alter. Das Ergebnis: Wer eine positive Selbstwahrnehmung hat, lebt länger – um bis zu 13 Jahre. Entscheidend dabei ist, das Altern als Entwicklungsprozess zu sehen, sich Ziele zu setzen, Pläne zu schmieden und etwas dazulernen zu wollen.

Menschen werden unterschiedlich alt und machen dabei ganz unterschiedliche Erfahrungen. Beim positiven Wahrnehmen geht es nicht darum, schwierige Lebensphasen auszublenden und Probleme schönzureden. Es geht um die Frage: Wie sehe ich mich und was erwarte ich vom Leben? Damit wird klar: Die Lebenserwartung ist weit mehr als die Zahl der Lebensjahre, die vor uns liegen.

Die Statistik der Lebenserwartung sagt: Frauen werden im Schnitt 83 Jahre alt. Das ist Rekord! Mit wie vielen Lebensjahren Sie ganz konkret rechnen können, kann Ihnen zwar niemand verraten, denn wie alt Sie werden, hängt von vielen Faktoren ab. Wenn Sie aber den Wunsch haben, möglichst lange möglichst gesund zu sein, möchte Ihnen dieses Buch ein Angebot machen, über das es sich nachzudenken lohnt: Wie wäre es, sich ab sofort mehr Zeit für die Gesundheit zu nehmen?

Die wichtigsten Fragen und Antworten

Aus unserer Beratungspraxis

Woran merke ich, ob ich in den Wechseljahren bin?

Die Wechseljahre sind ein natürlicher Umbauprozess, der sich über mehrere Jahre erstreckt. Er teilt sich in drei Phasen ein. Die Prämenopause beginnt meist irgendwann nach dem 40. Geburtstag, das erste Jahr nach der letzten Blutung wird Perimenopause genannt und ab dem Zeitpunkt, an dem feststeht, dass die Blutung ein Jahr oder länger ausgeblieben ist, spricht man von Postmenopause. Die Wechseljahre dauern im Durchschnitt 7,5 Jahre, der Prozess kann aber auch bis zu 15 Jahre umfassen.

Oft machen sich die Wechseljahre durch diffuse Symptome bemerkbar, die viele Frauen nicht mit den Wechseljahren in Verbindung bringen. Dazu gehören Schlafstörungen, Stimmungsschwankungen, wiederkehrende Blasenentzündungen, Gelenkschmerzen und viele mehr. Die Symptome können unterschiedlich stark sein: von kaum spürbar bis zu stark belastend. Bei den meisten Frauen verkürzt sich zuerst der Menstruationszyklus, bevor er sich einige Zeit vor der letzten Blutung immer mehr verlängert. Spätestens dann wird klar: Sie sind in den Wechseljahren. → Seite 25

Wie beeinflusst das Hormonchaos meine Gesundheit?

Hormone sorgen dafür, dass weit voneinander entfernte Organe miteinander kommunizieren können, zum Beispiel Gehirn und Eierstöcke. Wenn die Eierstöcke in den Wechseljahren die Produktion von Geschlechtshormonen drosseln, versucht das Gehirn gegenzusteuern, indem es Signale an die Eierstöcke sendet, die die Hormonproduktion wieder anregen. Dadurch kommt es zu starken Konzentrationsschwankungen von Östrogen, Progesteron und anderen Sexualhormonen.

Diese starken Schwankungen können zum Beispiel Hitzewallungen, Schweißausbrüche, Herzrhythmusstörungen, Konzentrationsprobleme und psychische Symptome auslösen. Bei etwa einem Drittel der Frauen werden die Symptome so stark, dass sie den gewohnten Alltag stark stören. Wechseljahressymptome können auch die Gesundheit der nachfolgenden Jahre beeinflussen. Belastende Symptome sollten Sie deshalb nicht stoisch aushalten, für viele gibt es Behandlungsmöglichkeiten. Fragen Sie bei Ihrer Ärztin oder Ihrem Arzt nach.

→ Seite 53

Wie kann ich gesund älter werden?

Wenn Sie sich in den Wechseljahren mit belastenden Symptomen herumschlagen, machen Sie sich vielleicht Sorgen, dass diese zu behandlungsbedürftigen Krankheiten gehören. Gehen Sie diesen Sorgen nach! Es ist wichtig, in dieser Zeit des Umbruchs und des Hormonchaos nichts zu übersehen. Gleichzeitig dürfen Sie zuversichtlich sein, dass viele Beschwerden nach der natürlichen Phase der Hormonumstellung von allein verschwinden.

Um in dieser Zeit gute Gesundheitsentscheidungen treffen zu können, hilft es, sich über häufige Wechseljahrsbeschwerden zu informieren. So können Sie behandlungsbedürftige von lästigen Beschwerden besser unterscheiden und gleichzeitig wohltuende Lebensstiländerungen anstoßen. Oft sind die Wechseljahre auch ein Neustart für mehr Bewegung, gesündere Ernährung, mehr Selbstfürsorge und mehr Zufriedenheit im Alltag.

→ Seite 88

Was kann ich für meine geistige Fitness tun?

Haben Sie Schwierigkeiten, sich zu konzentrieren? Sind Sie in letzter Zeit vergesslicher als früher? Fühlen Sie sich oft einsam? All das kann miteinander zusammenhängen. Auch das Hormonchaos während der Wechseljahre kann eine Rolle spielen, wenn Sie merken, dass sich ihre kognitive Leistungsfähigkeit verändert.

Wie geistig fit Sie sich fühlen, hat auch mit Ihrem Lebensstil zu tun. Regelmäßige Bewegung, ausreichende Versorgung mit wichtigen Nährstoffen und ein angemessenes Stressmanagement helfen auch dem Gehirn, gesund zu bleiben. Neugierde, soziale Kontakte und ausreichend Schlaf leisten ebenfalls einen wichtigen Beitrag.

Kurz gesagt: Wenn Sie Ihre Lebenszufriedenheit steigern, tun Sie auch viel für Ihre geistige Fitness.

→ Seite 118

Wie kann ich mehr Bewegung in meinen Alltag einbauen?

Müssen Sie während Ihrer Arbeitszeit viel sitzen? Und wie viele Ihrer Wege legen Sie zu Fuß oder per Fahrrad zurück? Oft fallen die alltäglichen Bewegungseinheiten im Haushalt, bei Besorgungen oder in der Freizeit zu kurz aus. Wenn Sie dann noch vielfältige Verpflichtungen haben und wenig Zeit für sich, ist an Sport oder gesundheitsfördernde Bewegung oft kaum zu denken. Bewegungsmangel ist jedoch ein Gesundheitsrisiko.

Gehen Sie es langsam an, aber dafür regelmäßig. Jeder Bewegungshappen zählt – auch wenn es nur zehn Minuten am Tag sind. Jeder Schritt, jede Treppenstufe, jede Minute Krafttraining machen einen Unterschied. Planen Sie Bewegungseinheiten in Ihrem Kalender vor und belohnen Sie sich für jeden Termin, den Sie eingehalten haben – am besten mit schönen Erlebnissen.

So schaffen Sie nach und nach wohltuende Rituale und gute Gelegenheiten, Ihren Körper bewusst wahrzunehmen. Entdecken Sie vielleicht eine neue Fähigkeit Ihres Körpers, von der Sie noch nichts wussten?

→ Seite 123

Wie kann ich gesundes Essen und Genuss verbinden?

Viele Frauen leiden unter einem schlechten Gewissen beim Essen – Sie auch? Oft entsteht es, weil man „verbotene“ Lebensmittel isst. Verbote, strenge Regeln und Gewissensbisse erreichen aber nur das Gegenteil dessen, was beabsichtigt ist: Die Zufriedenheit mit dem eigenen Körper nimmt dadurch eher ab.

Eine positive Einstellung zu gesundem Essen lässt sich einüben. Eine wichtige Voraussetzung dafür ist, sich genügend Zeit für die Planung, Zubereitung und das Einnehmen der Mahlzeiten zu nehmen. Ausgestattet mit nützlichem Wissen für eine gesunde Zusammensetzung der Mahlzeiten können Sie bewusste Entscheidungen treffen. Sie müssen sich nämlich nicht zwischen gesundem Essen und Genuss entscheiden – beides gehört unbedingt zusammen.

→ Seite 145

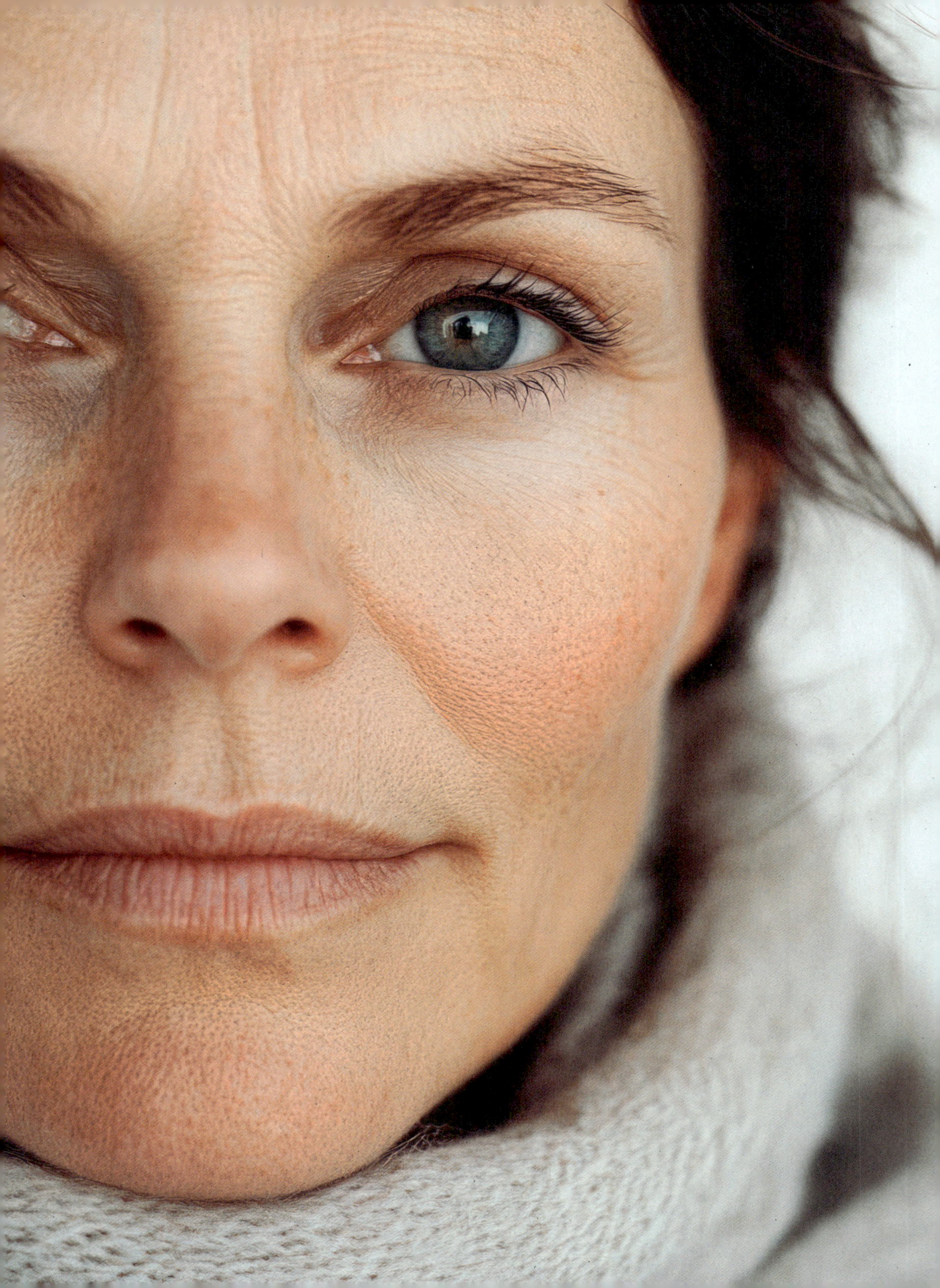

Was ist Gesundheit?

Gesundheit ist etwas sehr Individuelles. Auch Menschen, die mit einer Krankheit leben, können laut Definitionen der Gesundheitsforschung gesund sein.

GUT ZU WISSEN

Definition Gesundheit

Die Weltgesundheitsorganisation (WHO) definiert Gesundheit so: Gesundheit ist ein Zustand völligen psychischen, physischen und sozialen Wohlbefindens und nicht nur das Freisein von Krankheit und Gebrechen. Sich des bestmöglichen Gesundheitszustandes zu erfreuen, ist ein Grundrecht jedes Menschen.

Es ist wichtig, sich klar zu machen: Sich gesund zu fühlen ist auch dann möglich, wenn man mit einer Krankheit lebt. Dies ist vor allem für Menschen, die eine chronische Krankheit haben, ein hilfreicher Gedanke, denn er befähigt sie dazu, sich auf das zu konzentrieren, was zum Wohlbefinden beiträgt. Gesundheit ist schließlich mehr als die Abwesenheit von Krankheit.

Aber auch dann, wenn sich plötzlich ein Problem einstellt, zum Beispiel ein Beinbruch, gibt es Spielraum, diese Sichtweise einzunehmen. Zwar stehen oft die damit verbundenen Schmerzen, Bewegungseinschränkungen und Schwierigkeiten bei alltäglichen Aktivitäten im Mittelpunkt, aber auch in solchen Situationen ist es hilfreich, sich zu vergegenwärtigen, was (noch) gut funktioniert.

Es gibt viele Möglichkeiten, die eigene Gesundheit zu stärken und zu fördern. Dieses Buch möchte Ihnen den Einstieg erleichtern, Ihnen mit nützlichem Wissen helfen, dranzubleiben und Sie dazu motivieren, sich ganz konkrete Ziele zu setzen. Doch bevor wir so richtig einsteigen, ist ein Blick auf die möglicherweise anstehenden körperlichen Veränderungen wichtig. Denn viele fragen sich: Was ist noch normal und wann muss ich mir Sorgen machen?

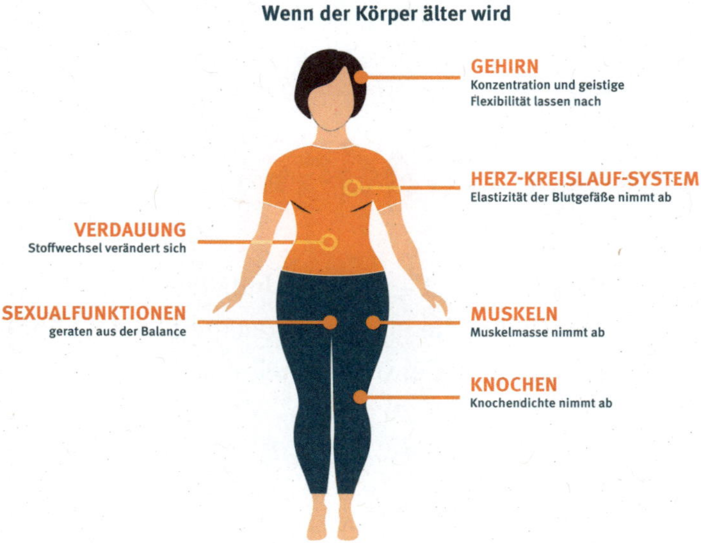
Wenn der Körper älter wird
GEHIRN
Konzentration und geistige Flexibilität lassen nach
HERZ-KREISLAUF-SYSTEM
Elastizität der Blutgefäße nimmt ab
VERDAUUNG
Stoffwechsel verändert sich
SEXUALFUNKTIONEN
geraten aus der Balance
MUSKELN
Muskelmasse nimmt ab
KNOCHEN
Knochendichte nimmt ab

Was ändert sich ab 50?

Herz-Kreislauf-System

→ Blutgefäße werden unelastischer
→ mehr Ablagerungen an den Gefäßwänden
→ Risiko für Bluthochdruck und Infarkte steigt

Gehirn

→ Verbindungen zwischen Nerven (Synapsen) nehmen ab
→ Zahl der Nervenzellen nimmt ab
→ weniger chemische Botenstoffe (Neurotransmitter)
→ Konzentration und geistige Flexibilität gehen zurück
→ Gedächtnis leidet

Muskeln und Körperbau

→ Muskelmasse geht zurück
→ mehr Fett wird eingelagert
→ Wassergehalt im Körper sinkt
→ Knochendichte nimmt ab

Verdauung

→ Verdauungstätigkeit lässt nach
→ Darm wird träger
→ Unverträglichkeiten von Speisen können neu auftreten
→ Stoffwechsel verlangsamt sich
→ Energieverbrauch sinkt (vor allem durch abnehmende Muskelmasse)

Welche Rolle spielen die Gene beim Älterwerden?

Viele Faktoren bestimmen darüber mit, wie lange wir leben, wie schnell wir altern und wie lange wir gesund bleiben. Unsere genetische Ausstattung ist ein wichtiger Faktor. Der Einfluss der Gene ist allerdings viel komplexer, als man es sich gemeinhin vorstellt. Es gibt nicht das eine Altersgen. Vielmehr verteilen sich die Gene, die mit dem Altern in Verbindung gebracht werden, über das gesamte Genom.

Gene werden aktiviert – oder auch nicht

Gene enthalten Baupläne, mit denen Zellen wichtige Proteine herstellen, die für den normalen Ablauf der Körperfunktionen gebraucht werden. Was das Ablesen dieser Baupläne beeinflusst, ist ein eigenes Forschungsfeld: die Epigenetik. Darin geht es um die Frage, was genau dazu beiträgt, dass ein bestimmtes Gen aktiviert wird und auf welche Weise das geschieht.

Was in unseren Genen steht, gibt also nur Auskunft darüber, was alles möglich ist. Was davon wirklich eintritt, hängt aber nicht nur von unserem Bauplan ab, sondern auch von dem, was in den Zellen konkret passiert. Und dieses Geschehen unterliegt vielen unterschiedlichen Einflüssen – auf manche können wir einwirken, auf andere nicht.

GUT ZU WISSEN

Was ist Epigenetik?

Epigenetik-Forscherinnen und -Forscher spüren Strukturen auf, die sich direkt auf oder neben den Genen befinden und die von den Zellen weitervererbt werden, obwohl sie nicht Teil des Erbgutmoleküls selbst sind. Epigenetische Strukturen kann man sich wie Schalter vorstellen: Sie können bestimmte Gene an- oder ausstellen und helfen damit dem Organismus, sich kurzfristig auf neue Anforderungen aus der Umwelt einzustellen. Epigenetisch wirksam sind beispielsweise Stress, Ernährung, Bewegung und soziale Kontakte.

Die Epigenetik-Forschung macht immer wieder neue Entdeckungen. So deuten Experimente mit Ratten darauf hin, dass das Verhalten und die Erfahrungen der Großelterngeneration darüber mitbestimmen, wie gesund die Enkelgeneration ist. Gleichzeitig können die eigenen Lebensumstände und Verhaltensweisen zu Umprogrammierungen führen. Es ist also nichts in Stein gemeißelt, nur weil es uns vererbt wurde. Gene und Umwelt bestimmen in einem komplexen Wechselspiel darüber, wie groß der genetische Einfluss auf die Gesundheit am Ende ist.

Das ist eine gute Nachricht, denn sie bedeutet, dass wir dem Alterungsprozess nicht machtlos ausgeliefert sind. Unser eigenes Verhalten, unser Lebensstil und unsere Lebensbedingungen haben einen großen Einfluss darauf, wie genau sich unser genetisches Programm auswirkt.

Das biologische Alter

Man kann tatsächlich feststellen, dass Menschen unterschiedlich schnell biologisch altern. Menschen können sich unterschiedlich alt fühlen, auch wenn sie am gleichen Tag geboren wurden. Das hat zum einen mit unserer genetischen Ausstattung zu tun und zum anderen mit dem, wie unser Leben bisher verlaufen ist: Waren wir mit vielen belastenden Situationen konfrontiert und hatten eine Menge Stress? Mussten wir bereits schwere Krankheiten bewältigen – bei uns selbst oder bei geliebten Menschen? Haben wir günstige Entscheidungen bei Ernährung und Bewegung getroffen? Und wie stand und steht es mit dem Schlaf und der Entspannung?

Unser Lebensstil beeinflusst, wie schnell wir altern

Derzeit kann noch kein Test der Welt voraussagen, an welchem Tag wir sterben werden – zum Glück. Aber dem Ziel, möglichst lange möglichst gesund zu bleiben, können wir trotzdem ein gutes Stück näherkommen. Es gehören zwar auch ein gehöriges Maß an Glück, günstigen Zufällen und eine gute Sozial- und Gesundheitspolitik dazu, aber wir haben auch ein Stück weit selbst in der Hand, wie gut es uns geht und wie wohl wir uns in unserem Körper fühlen.

Dabei soll allerdings nicht verschwiegen werden, dass das Sprichwort „Jeder ist seines Glückes Schmied" in die Irre führt. Denn aus der sozialmedizinischen Forschung weiß man, dass Menschen, die wenig Geld zur Verfügung haben, mit einer höheren Wahrscheinlichkeit krank werden und früher sterben als Menschen, die weniger finanzielle Sorgen haben. Armut wird vererbt

GUT ZU WISSEN

Anti-Aging-Forschung

Die Alternsforschung versucht, Gene zu identifizieren, die für ein längeres Leben wichtig sind. Eine Gruppe von Genen, die sogenannten Yamanaka-Faktoren, spielen dabei vermutlich eine entscheidende Rolle. Diese Gene werden bei Tierarten, die im Durchschnitt besonders lange leben, überdurchschnittlich lange und häufig abgelesen. Die Vorstellung, dass man die Länge des eigenen Lebens mithilfe von bestimmten Genen oder deren Aktivierung beeinflussen könnte, ist noch Zukunftsmusik.

und Menschen, die in sozial belastenden Verhältnissen aufwachsen, haben im Wettrennen um wirtschaftlichen Erfolg mit vielen Hürden zu kämpfen. Es ist nun mal von vielen Bedingungen abhängig, wie gut wir uns überhaupt um unsere Gesundheit kümmern können. Trotzdem lohnt es sich immer, nach Spielräumen Ausschau zu halten, die es auch in einem stressigen Alltag gibt.

Diverse Forschungsergebnisse, die darauf hindeuten, dass zum Beispiel gesunde Ernährung und ausreichend Bewegung mit einem gesünderen und längeren Leben verknüpft sind, können uns motivieren. Das Wissen darum hilft uns, jeden Tag gute Entscheidungen zu treffen – also Entscheidungen, die unser Wohlbefinden steigern, auch wenn sie vielleicht mit Anstrengungen verbunden sind.

6 Wege zu gesünderem Altern

In diesen sechs Bereichen können Sie etwas tun, um gesundes Altern zu fördern und häufig vorkommende Alterskrankheiten hinauszuzögern:

1. Achten Sie auf ausreichend Bewegung und körperliche Aktivität. (→ Seite 123)
2. Ernähren Sie sich bewusst und achten Sie auf ein gesundes Gewicht. (→ Seite 145 und → Seite 182)
3. Vermeiden beziehungsweise reduzieren Sie Zigaretten und Alkohol. (→ Seite 111)
4. Trainieren Sie Ihre geistige Fitness. (→ Seite 129)
5. Sorgen Sie für psychische Stabilität. (→ Seite 118)
6. Achten Sie auf ein erfülltes soziales Leben. (→ Seite 119)

Wissen über die Bedürfnisse des älter werdenden Körpers hilft dabei, gute Entscheidungen zu treffen. Deshalb geht es auf den nächsten Seiten darum, welche Nährstoffe nun wichtiger werden, welche Rolle Hormone spielen und wie sich die Wechseljahre auf den Hormonhaushalt, die Knochengesundheit und das Herz auswirken können.

Nährstoffbedarf in der zweiten Lebenshälfte

Unterschiedliche Menschen haben unterschiedliche Bedürfnisse – das gilt auch für die Nährstoffaufnahme. Je nach körperlicher Verfassung und den persönlichen Lebensumständen kann der Bedarf an Nährstoffen stark variieren. Trotzdem gibt es einige Grundsätze, die man beim Essen berücksichtigen sollte, wenn man älter wird.

Vielleicht erinnern Sie sich an die Grafik, die zeigt, dass sich ein älter werdender Körper auf vielen Ebenen wandelt (→ Seite 12). Abnehmende Muskelmasse, zunehmender Körperfettanteil und der langsamer ablaufende Stoffwechsel sorgen bei den allermeisten Menschen dafür, dass sich ihre Körperkonturen verändern. Die wichtigste Ursache dafür ist: Der Energieumsatz sinkt. Das heißt, der Körper braucht weniger Kalorien. Das führt bei vielen Menschen dazu, dass sie mit jedem Lebensjahrzehnt zunehmen – vor allem, wenn sie sich genauso ernähren wie immer, ihr Bewegungspensum den ungewohnten Energieüberschuss aber nicht ausgleichen kann.

Wie viele Kalorien im Alter?

Durch die Hormonveränderungen in den Wechseljahren nimmt die Muskelmasse ab und der Grundbedarf an Kalorien sinkt. Aufgrund dieser alterstypischen Veränderungen benötigen Frauen ab Beginn der Wechseljahre 200 bis 400 Kilokalorien weniger pro Tag als in jungen Jahren – abhängig davon, wie viel sie sich bewegen.

Der Körper hat einen Grundbedarf an Kalorien, damit grundlegende Körperfunktionen ablaufen können, wie zum Beispiel Atmung, Verdauung und Hirnleistung: den sogenannten Ruheenergieumsatz.

Der Ruheenergieumsatz beträgt bei Frauen zwischen 50 und 65 Jahren circa 1220 Kilokalorien, bei Frauen, die älter als 65 Jahre sind ungefähr 1180 Kilokalorien am Tag. Der Ruheenergieumsatz ist auch abhängig von Größe und Gewicht.

Wie hoch der Energiebedarf insgesamt ist, richtet sich danach, wie viel man sich bewegt. Der Energiebedarf wird mithilfe des sogenannten PAL-Wertes ermittelt. Dieser Wert liegt zwischen 1,2 für gebrechliche und immobile Menschen und 2,4 für Menschen, die anstrengende körperliche Arbeit leisten, wie zum Beispiel Bauarbeiter oder Leistungssportlerinnen. Wie viel ein Mensch konkret zu sich nehmen sollte, lässt sich berechnen, indem man den PAL-Wert mit dem Ruheenergieumsatz multipliziert.

> **BEISPIEL**
>
> Angenommen, der Ruheenergieumsatz liegt bei 1.200 Kilokalorien pro Tag und der PAL-Wert bei 1,7, weil jemand viel sitzt und in seiner Freizeit nichts körperlich Anstrengendes macht. Dann ergibt sich ein Energiebedarf von circa 2.000 Kilokalorien täglich (nicht berücksichtigt: Alter und Geschlecht).

Frauen haben einen höheren Körperfettanteil als Männer und verlieren während der Wechseljahre zusätzlich an Muskelmasse, was dazu führt, dass der Grundumsatz des Körpers um circa zehn Prozent sinkt.

Bis zu einem gewissen Grad sind ein paar Kilo mehr kein Grund zur Panik. Es ist kaum möglich und auch nicht sinnvoll, mit 55 Jahren noch genauso viel zu wiegen wie mit 25.

Aber wenn Sie bemerken, dass die Zahl auf der Waage immer größer wird, sollten Sie überlegen, wie Sie gegensteuern können. Das Gewicht sollte im Bereich des Normalgewichts bleiben (→ Seite 183).

Wenn Ihr Gewicht den normalen Bereich verlassen hat, warten Sie mit dem Abnehmen nicht zu lange, denn die Pfunde sind jetzt hartnäckiger. Je mehr es werden, desto schwieriger wird es, sie wieder loszuwerden – und zwar mit jedem Lebensjahrzehnt ein bisschen mehr. Besonders problematisch ist überschüssiges Fettgewebe am Bauch. Es ist deutlich ungesünder als Fettgewebe an Hüften oder Oberschenkeln, weil sich das damit einhergehende Viszeralfett auch um die inneren Organe herum ansammelt und hormonell aktiv ist.

Auch Krankheiten, Schmerzen und Bewegungseinschränkungen können den Energie- und Nährstoffbedarf beeinflussen. Außerdem verändern sich Geschmacks- und Durstempfinden mit dem Alter.

Was bei der Ernährung jetzt wichtiger wird

Sie ahnen es: Viele Frauen kommen nicht darum herum, ihre Ernährungsgewohnheiten irgendwann nach dem 50. Geburtstag auf den Prüfstand zu stellen. Ein wichtiges Prinzip beim Essen ist, die Lebensmittel so zu kombinieren, dass sie dem Körper einerseits nicht zu viel Energie, andererseits aber genügend Nährstoffe zuführen.

> GUT ZU WISSEN
>
> **Was sind Nährstoffe?**
>
> Man unterscheidet Hauptnährstoffe – **Kohlenhydrate, Fette** und Proteine (Eiweiß) – und Mikronährstoffe, wie **Vitamine, Mineralstoffe** und **Spurenelemente.** Außerdem benötigt der Körper Wasser, Ballaststoffe und sekundäre Pflanzenstoffe. Die Hauptnährstoffe liefern dem Körper Energie.

- 1 Gramm Fett => 9 Kilokalorien (37 KiloJoule)
- 1 Gramm Kohlenhydrate => 4 Kilokalorien (17 KiloJoule)
- 1 Gramm Proteine => 4 Kilokalorien (17 KiloJoule)

Was bedeutet Nährstoffdichte?

Unterschiedliche Lebensmittel enthalten unterschiedlich viele Nährstoffe. Wie viele Nährstoffe im Verhältnis zum Gewicht in einem Nahrungsmittel stecken, wird mithilfe der Nährstoffdichte angegeben. Sie berechnet sich folgendermaßen:

Nährstoffgehalt in Gramm pro 100 Gramm

Energiegehalt in Kilokalorien pro 100 Gramm

=

Nährstoffdichte in Milligramm pro Kilokalorie

Faustregeln:

- → Vollkornvarianten haben eine höhere Nährstoffdichte als „weiße" Lebensmittel. Gleichzeitig enthalten sie mehr Ballaststoffe.
- → Wenn Lebensmittel viel Energie liefern, aber kaum Nährstoffe, spricht man von „leeren Kalorien". Beispiele: Zucker, süße Limonaden.
- → Kein einziges Lebensmittel liefert alle benötigten Nährstoffe in ausreichender Menge. Es kommt auf die Zusammenstellung der Lebensmittel an.
- → Die Art der Zubereitung hat Einfluss auf die Nährstoffdichte. So bleiben beispielsweise beim Dünsten in wenig Wasser mehr wasserlösliche Nähr- und Mineralstoffe erhalten als beim Kochen oder Braten.

Während der Energiebedarf in hohem Maße davon abhängt, wie viel sich jemand bewegt, hängt der Bedarf an Vitaminen und Nährstoffen hauptsächlich von zwei Faktoren ab: dem Alter und dem Geschlecht.

Auf welche Nährstoffe kommt es jetzt besonders an?

Alle Nährstoffe sind wichtig. Um ausreichend Mikronährstoffe zu sich zu nehmen, ist es empfehlenswert, so viele unverarbeitete Lebensmittel wie möglich zu essen: Gemüse und Obst, Hülsenfrüchte, pflanzliche Öle, Nüsse und Samen, Vollkornprodukte, Eier, mageres Fleisch, fettreichen Fisch und Milchprodukte, am besten fettreduziert. Wenn Sie auf tierische Produkte verzichten möchten, sollten Sie für angemessenen pflanzlichen Ersatz sorgen (→ Seite 176).

Einige Stoffe sind während des Alterungsprozesses von besonderer Bedeutung. Die Tabelle auf → Seite 161 fasst übersichtlich zusammen, in welchen Lebensmitteln diese wichtigen Nährstoffe enthalten sind. Und im dritten Teil des Buches (ab → Seite 145) finden Sie weitere Informationen und Tipps für Ihren Speiseplan.

Weil mit zunehmendem Alter Muskelmasse schwindet, ist es wichtig, dass Sie genügend **proteinhaltige** Lebensmittel zu sich nehmen. Dieser Makronährstoff ist wichtig für die Erhaltung und den Aufbau von Muskelmasse, aber auch für die Gesunderhaltung von Knochen (→ Seite 93) und Immunsystem (→ Seite 174).

Im Zuge der hormonellen Veränderungen in den Wechseljahren (→ Seite 23) kann die Knochendichte abnehmen. Das Risiko für Osteoporose steigt. Deshalb sollten Sie unbedingt genügend **Calcium** zu sich nehmen. Dieser Mineralstoff ist ebenfalls wichtig für die Zahngesundheit, für die Reizweiterleitung im Nervengewebe und bei der Blutgerinnung. Auch Muskeln sind auf Calcium angewiesen. Dabei gilt aber nicht: je mehr, desto besser. Laut Deutscher Gesellschaft für Ernährung (DGE) sollten Sie nicht mehr als 1.000 Milligramm Calcium am Tag zu sich nehmen. Bereits 1/4 Liter Milch und 50 Gramm Emmentaler Käse (2 Scheiben) decken die empfohlene Menge an Calcium ab.

Damit der Körper Calcium verwerten kann, ist ein anderes Vitamin entscheidend: **Vitamin D**. Es ist neben dem Knochenstoffwechsel noch für viele weitere Abläufe im Körper wichtig, zum Beispiel für die Verstoffwechslung von Spurenelementen und für ein gut funktionierendes Immunsystem. Sonnenlicht regt die Produktion von Vitamin D an, deshalb ist es wichtig, so viel Zeit wie möglich im Freien zu verbringen. Im Laufe des Alterungsprozesses nimmt die Fähigkeit des Körpers ab, Vitamin D herzustellen. Deshalb ist es für Menschen ab 60 Jahren empfehlenswert, von Oktober bis März 800 bis 1.000 I.E. Vitamin D (Internationale Einheiten, übliche Maßeinheit für Arzneistoffe) täglich einzunehmen. Vitamin-D-Präparate erhalten Sie rezeptfrei in der Apotheke. Alternativ kann es auch ein günstiges Nahrungsergänzungsmittel mit 20 Mikrogramm Vitamin D aus dem Drogeriemarkt sein.

Für die Blutbildung und den Fettstoffwechsel wird **Vitamin B12** benötigt. Es kann im Alter fehlen, wenn Magenschleimhautentzündungen zunehmen, zum Beispiel durch die Einnahme von Medikamenten. Denn eine in der Magenschleimhaut gebildete Substanz, der Intrinsic-Faktor, wird für die Verwertung von Vitamin B12 gebraucht. Diese Entzündungen laufen manchmal auch unbemerkt ab. Weitere B-Vitamine, wie zum Beispiel **Vitamine B1** und **B2**, sind wichtig für die Erhaltung der Hirnleistung, zum Beispiel des Erinnerungsvermögens und der Wahrnehmung.

Der Körper braucht zudem ausreichend **Folat** – besser bekannt unter der Bezeichnung **Folsäure** – für die Zellbildung und -teilung, für die Blutbildung, den Proteinstoffwechsel und die Erhaltung der Nervengesundheit. Ein Mangel an Folat spielt außerdem eine Rolle bei der Entstehung von Arteriosklerose.

Magnesium ist an vielen Körperfunktionen beteiligt, zum Beispiel am Enzymstoffwechsel, an der Muskelarbeit und am Knochenstoffwechsel. Mangelt es dem Körper an diesem Mineralstoff, kann sich das durch Störungen an der Muskulatur bemerkbar machen, beispielsweise an der Herzmuskulatur.

> **GUT ZU WISSEN**
>
> Nächtliche Wadenkrämpfe werden allerdings nicht, wie oft behauptet, durch einen Magnesiummangel verursacht, sondern können durch den Alterungsprozess, Bewegungsmangel, Hitze, Überanstrengung, Medikamente, Alkohol oder Krankheiten ausgelöst werden.

Ein Baustein des roten Blutfarbstoffs Hämoglobin ist **Eisen**. Es ist am Sauerstofftransport, dem Proteinstoffwechsel und der Blutbildung beteiligt. Fehlt es, kann es passieren, dass Sie sich erschöpft fühlen, niedergeschlagen oder depressiv sind. Es kann auch dazu führen, dass Sie viel frieren und anfällig für Infekte sind.

Vitamin C ist wichtig für den Aufbau von Bindegewebe, Knochen und Zähnen. Es schützt vor Zellschädigungen und unterstützt die Wundheilung. Liegt ein Mangel vor, kann es zu Gelenkschmerzen, schlechter Wundheilung, einer Neigung zu Blutungen, Zahnproblemen und vermehrten Infektionen kommen.

Während des Alterungsprozesses treten Zellschädigungen auf, zum Beispiel durch freie Radikale. Das sind chemische Stoffe, denen winzige Teilchen (Elektronen) fehlen. Beim Versuch, sich die fehlenden Elektronen zurückzuholen, können freie Radikale ungünstige Kettenreaktionen in Gang setzen. Freie Radikale entstehen zum Beispiel durch UV-Strahlung, Rauchen oder Alkohol. **Vitamin E** beugt zusammen mit anderen Stoffen (Antioxidantien) dieser Art von Zellschädigung vor und ist auch für den Stoffwechsel in den Muskeln und im Nervensystem wichtig.

Für die Knochenfestigkeit ist **Vitamin K** essenziell. Frauen sollten es in ausreichender Menge zu sich nehmen, damit das Risiko für Osteoporose möglichst gering bleibt. Vorsicht bei der Einnahme von blutverdünnenden Medikamenten: Vitamin K kann deren Wirkung schwächen. Es ist vor allem in grünen Gemüsearten wie Spinat, einigen Salat- und Kohlsorten, Milch oder Milchprodukten sowie Fleisch und Eiern enthalten.

Omega-3- und Omega-6-Fettsäuren (→ Seite 172) sind an vielen Stoffwechselfunktionen beteiligt. Laut der Deutschen Gesellschaft für Ernährung (DGE) sollte man diese Fettsäuren im Verhältnis 5:1 zu sich nehmen. Unsere Ernährungsweise führt jedoch oft dazu, dass wir sie im Verhältnis 1:15 aufnehmen (also dreimal so viel Omega 6 im Gegensatz zu Omega 3 wie empfohlen).

Ballaststoffe sind Stoffe, die der Körper nicht direkt verwerten kann, deshalb zählen sie nicht zu den Nährstoffen im eigentlichen Sinn. Ballaststoffe sind häufig Pflanzenfasern, die Einfluss darauf nehmen, wie schnell die Nahrung durch unseren Verdauungstrakt reist und dabei wichtige Nährstoffe aufnimmt. Sie regen die Darmtätigkeit an und zeigen daneben auch schützende Effekte, zum Beispiel gegen Typ-2-Diabetes und Brustkrebs. Außerdem sind sie für die Darmflora wichtig. Die dort siedelnden Bakterien und Mikroorganismen (das Mikrobiom) benötigen Ballaststoffe als „Futter", um gesund zu bleiben und daraus Substanzen zu gewinnen, die wir für unterschiedliche Stoffwechselprozesse benötigen, aber nicht selbst herstellen können, zum Beispiel bestimmte kurzkettige Fettsäuren.

Unter dem Begriff **Sekundäre Pflanzenstoffe** werden über 100.000 Substanzen zusammengefasst. Etwa 5.000 bis 10.000 davon lassen sich in Nahrungsmitteln finden, zum Beispiel Flavonoide und Phenolsäuren. Sekundäre Pflanzenstoffe sorgen unter anderem für die leuchtenden Farben in Obst und Gemüse. Sie gehören nach bisherigen Erkenntnissen zwar nicht zu den essenziellen Nährstoffen, beeinflussen aber viele Stoffwechselprozesse. Ihnen werden zahlreiche gesundheitsfördernde Wirkungen zugeschrieben. So sollen sie möglicherweise vor Krebs schützen, antibakterielle und entzündungshemmende Wirkungen haben und sich günstig auf den Blutdruck auswirken. Neuere Untersuchungen zeigen, dass Menschen, die täglich sechs Portionen flavonoidhaltige Lebensmittel zu sich nehmen, wie zum Beispiel Trauben, Beeren, Zwiebeln, dunkle Schokolade (mind. 70 % Kakao-Anteil) und Grün- oder Schwarztee, ein niedrigeres Diabetes-Risiko haben.

Wasser ist Bestandteil aller Zellen und Körperflüssigkeiten. Wir atmen ständig Flüssigkeit aus und scheiden sie fortwährend über Nieren, Darm und Haut aus. Nährstoffe können in Wasser gelöst durch den Körper transportiert werden. Außerdem ist es wichtig für die Regulierung der Körpertemperatur. Ein Drittel der benötigten Flüssigkeitsmenge nehmen wir über feste Nahrung zu uns, vor allem durch Gemüse und Obst. Der Wasserbedarf ändert sich je nach körperlicher Aktivität, Temperatur und Luftqualität, Salzkonsum und Krankheiten.

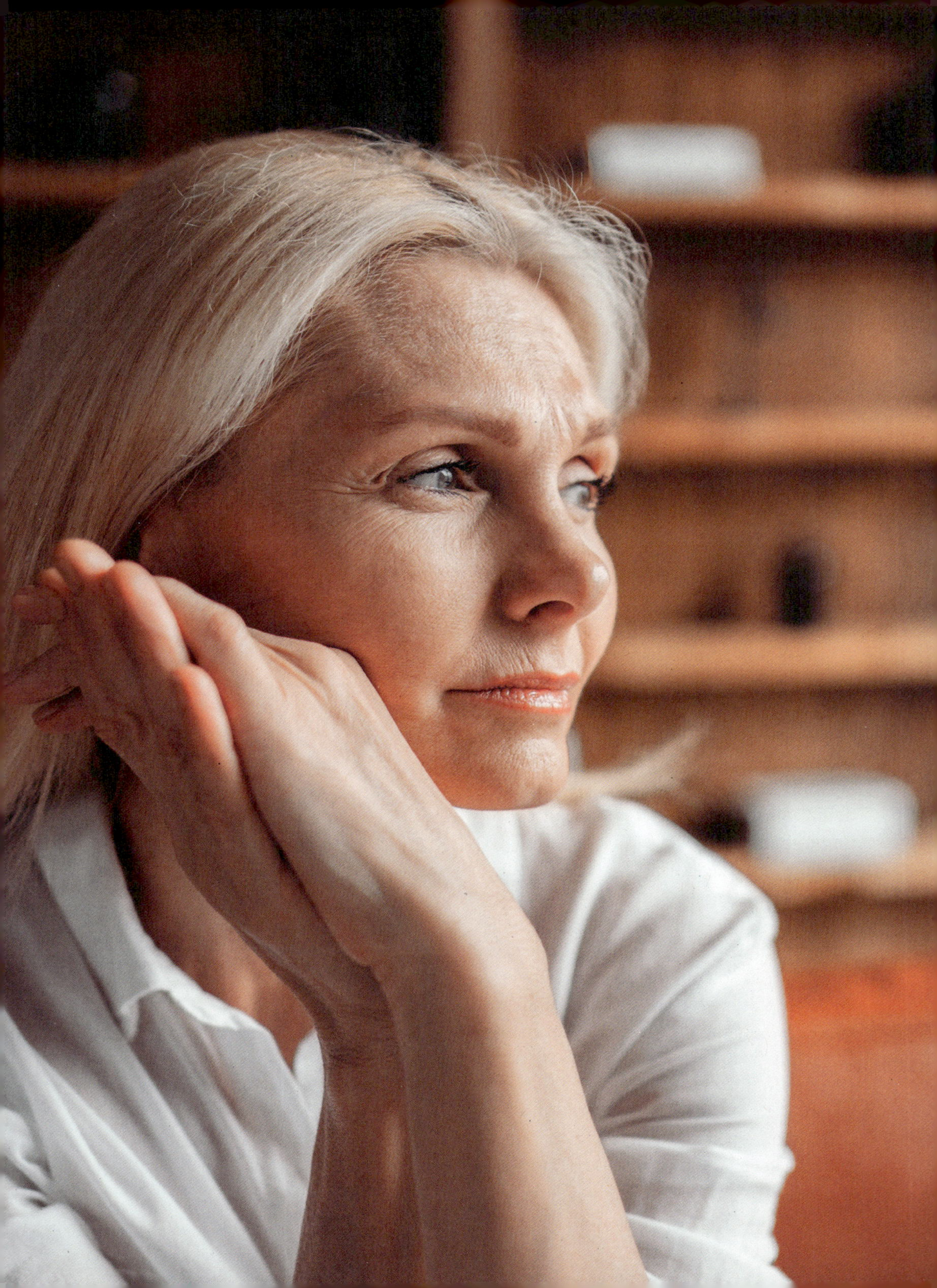

Die Wechseljahre – eine Zeit des Umbruchs

Frauen sind spätestens nach ihrem 50. Lebensjahr mit dem Thema Wechseljahre – auch Menopause genannt – konfrontiert. Wechseljahre ist ein sehr passender Begriff für diese Lebensphase, denn es handelt sich um einen natürlichen Umbauprozess, der sich über mehrere Jahre erstreckt. Er lässt sich in drei Phasen einteilen: Prä-, Peri- und Postmenopause.

Phasen der Wechseljahre

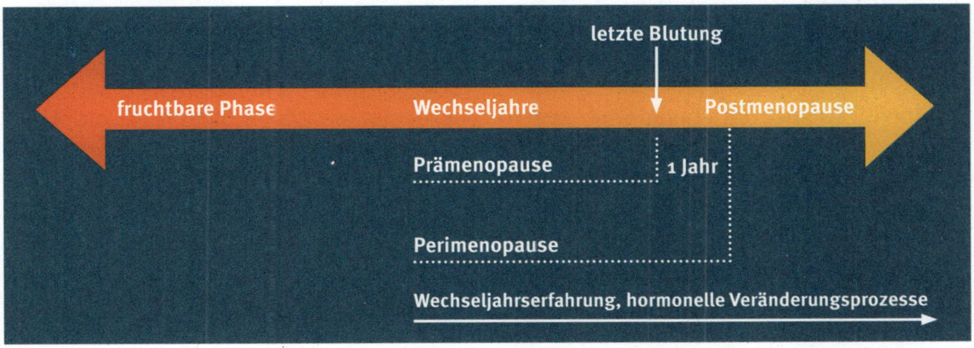

In den Wechseljahren fahren die Eierstöcke (Ovarien) die Produktion von Hormonen herunter. Es reifen keine Eier mehr heran. Die menstruellen Blutungen kommen zu einem Ende.

Die letzte Blutung markiert das Ende der fruchtbaren Phase. Diese letzte Blutung heißt in der Fachsprache Menopause. Umgangssprachlich wird der Begriff jedoch meist mit den Wechseljahren gleichgesetzt.

Welche Blutung tatsächlich die letzte ist, lässt sich natürlich nicht so leicht feststellen und schon gar nicht vorausberechnen. Vielmehr merken Sie es im Rückblick: Erst wenn die letzte Blutung ein Jahr zurückliegt, geht man davon aus, dass die Frau in der Postmenopause angekommen ist.

Die Hälfte aller Frauen ist in den Wechseljahren oder hat sie hinter sich.

Für das Durchschnittsalter bei der letzten Blutung werden unterschiedliche Werte angegeben. Laut einer Studie des Robert-Koch-Instituts (RKI) liegt es bei 49,7 Jahren, andere Angaben datieren es auf 52. Laut der Studie des RKI hatte fast die Hälfte der Frauen ab 50 Jahren, die 2020 eine Frauenarztpraxis aufsuchten, noch ihre Regelblutung. Die meisten Frauen erleben ihre Perimenopause, also die Phase um die letzte Blutung, zwischen Mitte 40 und Mitte 50.

Aufgrund der steigenden Lebenserwartung verbringen Frauen mittlerweile ein Drittel ihrer Lebenszeit nach der Menopause. Mehr als die Hälfte aller Frauen in Deutschland sind älter als 47, das heißt: Mehr als die Hälfte der Frauen in Deutschland ist in den Wechseljahren oder hat sie hinter sich.

Wie lange die Reise durch die verschiedenen Phasen der Menopause geht und wann sie beginnt, ist sehr individuell. Im Mittel dauert der Übergang 7,5 Jahre, die Spanne reicht bis 15 Jahre. Manche Frauen bemerken sogar schon mit Ende 30 oder Anfang 40, dass sich ihr Körper verändert und sie vielleicht gesundheitliche Probleme bekommen, die mit der hormonellen Umstellung zusammenhängen. Bei anderen Frauen bleibt plötzlich die Blutung aus, ohne dass sie zuvor irgendwelche Anzeichen dafür wahrgenommen haben, dass sie in den Wechseljahren sind. Wieder andere haben über mehrere Jahre einen drei- bis viermonatigen Menstruationsrhythmus, bevor sie zum letzten Mal bluten. Ein Datum, an dem die Veränderungen beginnen, lässt sich meistens nicht ausmachen, der Umbau beginnt oft schleichend.

Bei vielen Frauen verkürzt sich im Verlauf der Prämenopause der Zyklus, die Menstruation kommt vielleicht schon nach 20 Tagen anstelle nach 27, wie sonst üblich. Später verlängern sich die Zyklen bei den meisten Frauen, bis schließlich Monate dazwischenliegen können. Auch die Blutungen selbst verändern sich: Sturzbachartige Blutungen können sich mit Phasen abwechseln, in denen der Blutfluss kaum spürbar ist. Das einzig Sichere in dieser Phase ist, dass in Sachen Menstruation nichts mehr vorhersehbar ist.

GUT ZU WISSEN

Vorzeitige oder verzögerte Menopause

Unter vorzeitiger Menopause (Climacterium praecox) wird ein Beginn der Hormonveränderungen vor dem 40. Lebensjahr verstanden. Frauen, die wenig Fettgewebe haben und sehr mager sind oder sogar unterernährt, können frühzeitig in die Wechseljahre kommen. Auch Rauchen kann den Start der Menopause vorverlegen. Sie kann auch durch eine chirurgische Entfernung der Eierstöcke oder eine Krebsbehandlung (Bestrahlung, Antihormontherapie) entstehen. Im Gegensatz dazu kann regelmäßiger Alkoholkonsum den Östrogenspiegel erhöhen und so den Eintritt in die Wechseljahre verzögern.

Pubertät rückwärts

Die Wechseljahre sind eine Zeit der hormonellen Unordnung, ähnlich wie die Pubertät, in der sich der weibliche Körper darauf vorbereitet, Kinder bekommen zu können – nur dass sich der Körper in den Wechseljahren von dieser fruchtbaren Zeit wieder verabschiedet. Wechseljahre sind also sozusagen Pubertät rückwärts. Viele Frauen beschreiben beide Umbauphasen mit demselben Wort: Chaos. Verantwortlich dafür ist die hormonelle Unruhe, die beim Übergang von einem geordneten Zustand in einen anderen entsteht.

Auch wenn sich Pubertät und Menopause in vielem unterscheiden, etwas Wichtiges macht dieser Vergleich klar: Beides ist ein normaler physiologischer Prozess, der zum weiblichen Körper dazugehört. Durch diesen Vergleich können auch Menschen, die selbst nicht in den Wechseljahren sind, aber die Pubertät erlebt haben, besser nachempfinden, was es heißen kann, in den Wechseljahren zu sein. So erreichen wir vielleicht mehr gesellschaftliche Akzeptanz – auch für die Beschwerden, die häufig mit dieser Zeit einhergehen.

Die Zeit der Wechseljahre trifft häufig mit anderen Ereignissen zusammen, die das Leben stark verändern. Die Kinder ziehen aus und starten in ihr eigenes Erwachsenenleben. Es gibt wieder mehr Zeit für eigene berufliche Ambitionen. Gleichzeitig taucht die Frage auf, wie sich diese verwirklichen lassen, wenn zum Beispiel Wechseljahresbeschwerden die Gesundheit belasten. Auch die Paarbeziehung kommt in eine neue Phase, vor allem, wenn man schon lange mit seinem Partner oder der Partnerin zusammenlebt. Und nicht zuletzt kann die Betreuung und Pflege der eigenen Eltern akut werden. All das kann an den Nerven zehren.

ACHTUNG

Wechseljahre und Verhütung

Frauen, die Blutungen erleben, können auch noch in den Wechseljahren schwanger werden. Es ist deshalb wichtig, Verhütung bis zum Schluss ernst zu nehmen. Erst wenn die Blutung ein Jahr oder länger ausgeblieben ist, fällt die Notwendigkeit zur Verhütung weg.

Warum Wechseljahre?

Wechseljahre sind in der Natur ziemlich selten. Außer bei Menschen kommen sie sonst nur noch bei vier Zahnwalarten vor: bei Orcas, Narwalen, Belugas und Kurzflossen-Grindwalen. Zuletzt hat man bei sehr alt werdenden Schimpansen in Gefangenschaft gesehen, dass sie ebenfalls Anzeichen für Wechseljahre zeigen. Ansonsten können Schimpansen noch bis kurz vor ihrem Tod mit circa 45 Jahren Nachwuchs bekommen. Alle anderen Tiere bleiben fast bis zum Schluss fruchtbar. Oder anders gesagt: Sie leben nach der Geburt ihres letzten Kindes nicht mehr lange. Elefanten können noch jenseits der 60 schwanger werden, Finnwale sogar bis zu ihrem 90. Geburtstag.

Welchen evolutionären Vorteil die Wechseljahre bei Menschen haben könnten, darüber gibt es einige Theorien. Die wichtigste ist die sogenannte Großmütter-Hypothese. (siehe rechts)

Wechseljahre in der Gesellschaft

In westlich geprägten Kulturen ist der Wert, den ältere Frauen für die Gemeinschaft haben, nicht klar definiert und verankert. Die Moderne hat das Mehrgenerationen-Modell zurückgedrängt.

Frauen ist die freie Wahl gegeben, ob sie Kinder gebären wollen oder nicht. Zyklus und Menstruation machen es möglich, dass Sex und Kinderkriegen beim Menschen nicht untrennbar miteinander gekoppelt sind. Bei allen anderen Säugetieren ist Sex zu haben ganz direkt mit Schwangerschaft verknüpft: Sie sind lediglich einige Tage im Jahr fruchtbar und nur in dieser Zeit zur Paarung bereit. In dieser Phase können auch sie Blutungen haben. Sie kennen das vielleicht von Ihrer Hündin.

Das Ende der fruchtbaren Phase ist deshalb zugleich der Beginn einer neuen Zeit, in der es nicht nur neue sexuelle Freiheiten gibt, sondern auch neue Möglichkeiten, der Welt zu begegnen und die eigene Persönlichkeit weiterzuentwickeln. Das spiegelt sich auch auf der hormonellen Ebene wider: In den Wechseljahren entsteht ein relativer Testosteron-Überschuss, der sich zum Beispiel dadurch bemerkbar machen kann, dass man weniger bereit ist, eigene Bedürfnisse hintenanzustellen.

Klar ist: Auf der gesellschaftlichen Ebene braucht es mehr Verständnis für Frauen, die sich mitten im Chaos des Übergangs befinden. Das Tabu, mit dem das Älterwerden von Frauen lange belegt war, führte dazu, dass es kaum Gesprächsräume für Frauen gab, in denen sie sich über ihre Wechseljahreserfahrungen austauschen konnten. Selbst Frauenärztinnen und -ärzte sprachen ihnen allzu oft ihre Beschwerden ab oder nahmen sie

HINTERGRUND

Die Großmütter-Hypothese

Die Großmütter-Hypothese erklärt, inwiefern soziale Vorteile mit den Wechseljahren verknüpft sind. Viele Frauen durchleben in ihrer fruchtbaren Phase anstrengende Schwangerschaften und riskante Geburten. Es ist deshalb für die Überlebensfähigkeit der Spezies Mensch nicht sinnvoll, dass Frauen bis zum Ende ihres Lebens fruchtbar sind. Das Risiko, bei der Geburt eines Kindes zu sterben, steigt mit dem Alter. Der Verlust der Mutter ist für einen Säugling unter Umständen lebensgefährlich, aber auf jeden Fall ein großer Nachteil für seine gesamte Entwicklung. Je älter eine Frau ist, desto riskanter werden Schwangerschaften für sie und ihre Kinder. Das könnte eine biologische Begründung für die Wechseljahre sein.
Diese biologischen Vorteile wirken aber auch auf der sozialen Ebene. Großmütter können das allgemeine Risiko abfedern, das mit Geburten verbunden ist. Schon Daten aus früheren Jahrhunderten legen nahe: Für jede Dekade, die eine Frau länger lebte, konnte ihre Familie zwei Kinder zusätzlich versorgen. Das heißt: Die Menschheit als Ganzes profitiert davon, dass erfahrene Frauen ihr Wissen übers Kinderkriegen und das Leben insgesamt an jüngere Familienmitglieder weitergeben können. Erst recht profitiert sie aber davon, dass ältere Frauen jüngere Menschen mit Tatkraft unterstützen.
Die Großmütter-Hypothese wird durch Beobachtungen bei Walen gestützt. In größeren Gruppen scheinen die Männchen einen Überlebensvorteil zu haben, wenn ihre menopausale Mutter noch Teil der Herde ist. Diese Matriarchin sorgt durch ihr Verhalten offenbar dafür, dass ihre Söhne weniger häufig in gefährliche Revierkämpfe verwickelt sind. Die dadurch sinkenden Risiken erhöhen in der Folge die Überlebensfähigkeit aller Mitglieder der Gruppe.

nicht ernst: „Das geht vorbei", „Da müssen Sie durch", „Das ist in den Wechseljahren ganz normal". Diese oder ähnliche Sätze waren an der Tagesordnung, wenn sich Frauen ärztliche Unterstützung zu holen versuchten.

Auch wenn es stimmt, dass die Wechseljahre keine Krankheit sind, genauso wenig wie Schwangerschaften, so haben Frauen selbstverständlich einen Anspruch auf medizinische Unterstützung, sollten sie Beschwerden haben – genau wie in der Schwangerschaft. Diese Sichtweise setzt sich glücklicherweise mehr und mehr durch.

Allerdings stehen wir noch ganz am Anfang dieses Normalisierungsprozesses. Frauen mit Wechseljahresbeschwerden kommen (noch) nicht darum herum, selbst für ihre Belange einzustehen und sich aktiv um angemessene Unterstützung zu kümmern – leider, denn das ist allzu oft eine zusätzliche Last, die bewältigt werden muss.

→ TIPP

Fühlen Sie sich in Ihrer Frauenarztpraxis nicht ernstgenommen? Dann scheuen Sie sich nicht, die Praxis zu wechseln. Ihre Gesundheit ist es wert.

Menopause am Arbeitsplatz

Vor Kurzem trat in Großbritannien eine Verordnung in Kraft, die Arbeitgeber dazu verpflichtet, die Arbeitsbedingungen anzupassen, wenn Frauen unter Wechseljahrsymptomen leiden, die ihre Arbeitsfähigkeit einschränken, wie etwa Hitzewallungen, Schlaflosigkeit oder Konzentrationsstörungen. Arbeitgeber sollen in diesen Fällen zum Beispiel flexiblere Arbeitszeiten vereinbaren, Ausnahmen von Arbeitsuniformierung zulassen oder Homeoffice anbieten. In Deutschland gibt es noch keine Verpflichtungen dieser Art für Arbeitgeber.

Trotzdem steigt auch hier das Bewusstsein für die gesundheitlichen Probleme von Frauen in den Wechseljahren. Nicht zuletzt der Fachkräftemangel führt in vielen Branchen zu einer steigenden Wertschätzung von älteren Frauen im Arbeitsleben. Immer mehr Menschen verstehen, dass Wechseljahresbeschwerden nicht dazu führen dürfen, dass Frauen deswegen frühzeitig aus dem Berufsleben ausscheiden – wozu sich Umfragen in Großbritannien zufolge circa 10 Prozent der Betroffenen entscheiden. Und fast 30 Prozent der befragten Britinnen reduzieren aufgrund ihrer gesundheitlichen Probleme ihre Arbeitszeiten.

Gesundheitsprobleme in den Wechseljahren

In der modernen Medizin konzentriert man sich heute vor allem auf das veränderte Verhältnis von Östrogen, Progesteron und anderen Sexualhormonen. Die durch den natürlichen Hormonmangel verursachten Symptome stehen im Mittelpunkt des Inte-

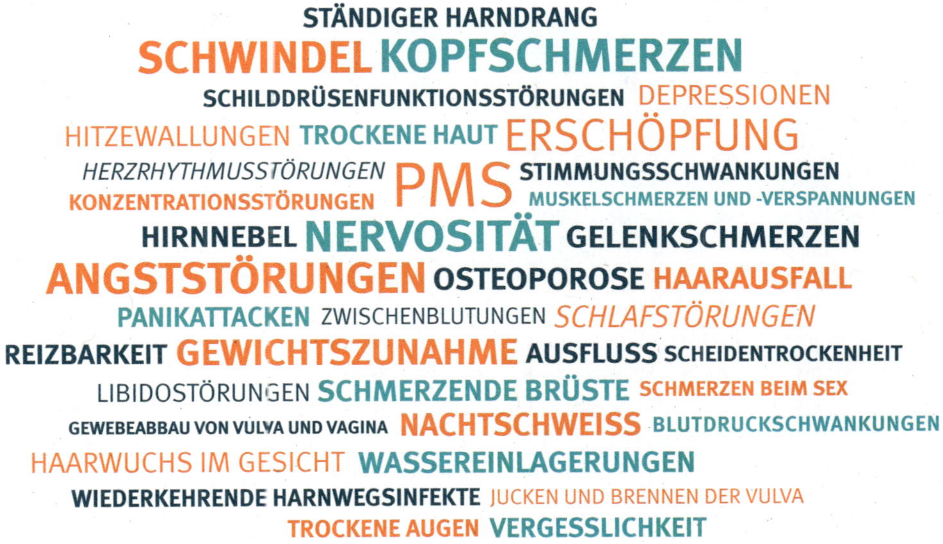
STÄNDIGER HARNDRANG
SCHWINDEL
KOPFSCHMERZEN
SCHILDDRÜSENFUNKTIONSSTÖRUNGEN
DEPRESSIONEN
HITZEWALLUNGEN
TROCKENE HAUT
ERSCHÖPFUNG
HERZRHYTHMUSSTÖRUNGEN
PMS
STIMMUNGSSCHWANKUNGEN
KONZENTRATIONSSTÖRUNGEN
MUSKELSCHMERZEN UND -VERSPANNUNGEN
HIRNNEBEL
NERVOSITÄT
GELENKSCHMERZEN
ANGSTSTÖRUNGEN
OSTEOPOROSE
HAARAUSFALL
PANIKATTACKEN
ZWISCHENBLUTUNGEN
SCHLAFSTÖRUNGEN
REIZBARKEIT
GEWICHTSZUNAHME
AUSFLUSS
SCHEIDENTROCKENHEIT
LIBIDOSTÖRUNGEN
SCHMERZENDE BRÜSTE
SCHMERZEN BEIM SEX
GEWEBEABBAU VON VULVA UND VAGINA
NACHTSCHWEISS
BLUTDRUCKSCHWANKUNGEN
HAARWUCHS IM GESICHT
WASSEREINLAGERUNGEN
WIEDERKEHRENDE HARNWEGSINFEKTE
JUCKEN UND BRENNEN DER VULVA
TROCKENE AUGEN
VERGESSLICHKEIT

resses. Sie bestimmen, welche medizinischen Maßnahmen nötig sind und welche nicht. Diese Symptome können übrigens viele Organsysteme betreffen, nicht nur die Geschlechtsorgane.

Studien legen nahe, dass circa ein Drittel der Frauen in den Wechseljahren belastende Gesundheitsprobleme hat, die ihren Alltag deutlich einschränken und so stark sein können, dass es ihnen (zeitweise) nicht möglich ist, zu arbeiten. Ein weiteres Drittel der Frauen hat zwar Beschwerden, kann aber ihren Alltag meistern – zum Teil mit medizinischer Unterstützung. Das letzte Drittel der Frauen hat während der Wechseljahre nur wenige oder sogar gar keine gesundheitlichen Einschränkungen.

Das vorherrschende Gefühl in den Wechseljahren ist für viele Frauen, dass der Körper unzuverlässiger wird. Sie beginnen, sich unsicher im eigenen Körper zu fühlen, die Körperform wandelt sich, Beschwerden, die sich schwer einordnen lassen, treten auf und gewohnte Rhythmen verändern sich.

Oft führt es zu Frust, dass man nicht ganz sicher sein kann, ob man tatsächlich schon in den Wechseljahren ist. Eine ausgefallene Blutung könnte mit Stress zu tun haben – oder ein Zeichen dafür sein, bereits mitten in der Hormonumstellung zu stecken. Diese Unsicherheit hält nicht selten so lange an, bis die Symptome so eindeutig sind, dass man sich plötzlich ganz sicher ist: Man ist bereits mittendrin.

ACHTUNG

Diffuse Symptome

Symptomen, die „lediglich" das Wohlbefinden beeinträchtigen, können auch auf andere behandlungsbedürftige Probleme hinweisen, die nichts mit den Wechseljahren zu tun haben. Andererseits können die Wechseljahre den Startschuss geben für bestimmte Krankheiten, zum Beispiel für Herz-Kreislauf-Erkrankungen. Dann könnten Symptome, die man vorschnell auf das Hormonchaos schiebt, die Gesundheit der nächsten Jahre oder gar Jahrzehnte bestimmen.

Beispiel Schlaflosigkeit: Schlaflosigkeit ist ein häufiges Problem in den Wechseljahren und hängt nicht selten mit dem Hormonchaos und beispielsweise damit einhergehenden Hitzewallungen zusammen. Viele Frauen halten es aber nicht für nötig, sich dafür ärztlichen Rat zu holen. Allerdings kann Schlaflosigkeit auch chronisch werden und weiter bestehen, selbst wenn der Auslöser (in diesem Fall die Wechseljahresbeschwerden) wegfällt.

Wer unter nächtlichen Hitzewallungen leidet, die den Schlaf rauben, sollte das nicht vorschnell als harmlos abtun. Zumal auch die Hitzewallungen selbst behandelt werden können.

Die gesundheitlichen Probleme in den Wechseljahren können sehr vielfältig sein. Manchmal sind sie zudem so schwerwiegend, dass nicht mehr an einen normalen Alltag zu denken ist. Bei äußerst belastenden Symptomen ist schnell klar, dass medizinische Beratung notwendig ist. Fallen die Symptome in die Kategorie „lästig", tun sich die Betroffenen manchmal schwer mit der Entscheidung, zur Ärztin oder zum Arzt zu gehen. Es stellt sich die Frage: Soll ich es nicht einfach aushalten und warten, bis es vorbei ist?

Selbst zu beurteilen, was die Symptome bedeuten, ist auch dann nicht ganz leicht, wenn man sich gut informiert fühlt. Viele Wechseljahresbeschwerden sind tatsächlich vorübergehende Erscheinungen und es ist nicht günstig, störende Veränderungen generell in die Schublade „behandlungsbedürftig" zu stecken. Auch das kann dazu führen, dass Symptome chronisch werden. Denn Erwartungen prägen unsere Wahrnehmung. Wer Probleme erwartet, erhöht damit auch das Risiko, sie tatsächlich zu erleben. Das nennt sich Nocebo-Effekt.

GUT ZU WISSEN

Nocebo-Effekt

Der Nocebo-Effekt ist das Gegenstück zum besser bekannten Placebo-Effekt. Während der Placebo-Effekt auf einer Scheinwirkung beruht, löst der Nocebo-Effekt eine Schein-Nebenwirkung aus. Das Wort Nocebo hat seinen Ursprung im Lateinischen und bedeutet so viel wie „Ich werde schaden".

Beim Placebo-Effekt gehen Menschen davon aus, dass ihnen eine Behandlung auf jeden Fall hilft und ihr Zustand verbessert sich tatsächlich – auch wenn das eingenommene Mittel gar keinen Wirkstoff enthält. Der Effekt ist so stark, dass er selbst dann auftritt, wenn die Probanden darüber Bescheid wissen, dass sie lediglich ein Placebo-Medikament erhalten.

Beim Nocebo-Effekt erwarten Menschen hingegen, dass eine Behandlung entweder gar nicht anschlägt oder die Beschwerden auf jeden Fall verschlimmert. Der Nocebo-Effekt bezieht sich aber nicht nur auf Behandlungen, sondern auch auf Erwartungen, die im Zusammenhang mit einem Krankheitsgeschehen stehen. Schon die falschen Worte können einen Nocebo-Effekt auslösen, zum Beispiel, wenn Ärzte besorgt danach fragen, ob es denn mit dem Schlafen noch gut klappt. Ängstliche Menschen sind anfälliger für Nocebo-Reaktionen und es kann passieren, dass sie nach einem solchen Gespräch übermäßig aufmerksam nach Hinweisen suchen, ob sie eine Schlafstörung haben könnten. Wer so aufmerksam nach etwas sucht, findet dann oft auch genau das.

Insgesamt gibt es noch viele offene Fragen zu diesem Effekt, weil er sich aus ethischen Gründen nur schwer erforschen lässt.

Der Nocebo-Effekt kann sich auch schädlich auf die Arzt-Patienten-Beziehung auswirken. Denn Ärztinnen und Ärzte, die sich dieses Effekts bewusst sind, fragen womöglich nicht nach einzelnen Symptomen, weil sie befürchten, Patientinnen damit „auf Ideen zu bringen". Schließlich haben nicht alle Frauen gesundheitliche Probleme in den Wechseljahren. Doch das Nicht-Ansprechen kann wiederum dazu führen, dass Frauen Wechseljahresbeschwerden gar nicht als solche erkennen. Sie verpassen dann unter Umständen die Chance, sie zu lindern und fragen sich später womöglich, warum ihr Arzt sie nicht aufgeklärt hat.

Weswegen suchen Frauen ärztlichen Rat?

Laut einer Studie des Robert-Koch-Instituts (RKI) aus dem Jahr 2020 nimmt die Zahl der Besuche in der Frauenarztpraxis mit steigendem Alter zu. Erkrankungen, mit denen Frauen besonders häufig zum zur Gynäkologin gehen, zeigt die folgende Tabelle.

ERKRANKUNGEN, MIT DENEN FRAUEN ZUM FRAUENARZT GEHEN	FRAUEN ZWISCHEN 50 UND 59 JAHREN	FRAUEN ZWISCHEN 60 UND 69 JAHREN	FRAUEN ZWISCHEN 70 UND 79 JAHREN
Harninkontinenz, akut	23%	30%	42%
Osteoporose	4 %	13%	25%
Gebärmuttersenkung	5%	5%	8%
Brustkrebs	3%	5%	6%
Gynäkologische Krebserkrankungen	3%	4%	2%
Gebärmutterentfernung	27%	35%	38%
Eierstockentfernung	9%	16%	20%

Zusätzlich zu den in der Tabelle genannten Erkrankungen werden Frauenärztinnen und -ärzte aber auch aus anderen Gründen konsultiert. Die Wechseljahre werfen viele allgemeine Fragen auf, zum Beispiel nach Verhütung. Aber auch Krebsfrüherkennungsuntersuchungen führen Frauen regelmäßig in die Frauenarztpraxis.

Insgesamt sind Gesundheitsfragen, die mit der Menopause zusammenhängen, für 45 Prozent der Arztbesuche von Frauen über 50 Jahre verantwortlich. Nimmt man diffuse Symptome dazu, die nicht eindeutig den Wechseljahren zugeordnet werden können, aber häufig in dieser Phase vorkommen, steigt der Wert weiter an. Auch depressive Episoden oder körperliche Beschwerden, für die sich keine Ursachen finden lassen, können mit hormonellen Veränderungen zusammenhängen. Doch nicht immer lässt sich das eindeutig sagen.

Wichtig ist, dass Frauen überhaupt darauf kommen, dass ihre Beschwerden möglicherweise behandelt werden können und nicht von vornherein davon ausgehen, dass sie einfach nur warten müssen, bis sie von alleine wieder verschwinden. Mit welchen Beschwerden sich Frauen zum Teil lange herumschlagen, bevor sie selbst oder ihr Umfeld auf die Idee kommen, dass es sich um behandelbare Wechseljahrbeschwerden handeln könnte, zeigen die folgenden Berichte, die mir im Rahmen der Recherche zu diesem Buch begegneten.

„Eine Blasenentzündung nach der nächsten! Ein normaler Alltag war kaum noch möglich. Und ständig musste ich Antibiotika nehmen."

„Morgens aufzustehen fiel mir plötzlich unglaublich schwer. Ich fühlte mich total steif und hatte Schmerzen in vielen Gelenken, besonders in den Knien und den Fingern. Ich dachte: Das muss Rheuma sein."

„Irgendwann konnte ich kaum noch Fahrrad fahren, weil meine Scheide so schmerzte. Sie fühlte sich total wund an und juckte."

„Ich sitze auf dem Sofa, will mich gerade entspannen und plötzlich fängt mein Herz an zu rasen. Wie aus dem Nichts kommt das jedes Mal. Ich kriege dann immer eine ziemliche Panik."

„Mit Anfang 40 konnte ich plötzlich nicht mehr schlafen, lag nachts lange wach und fühlte mich am nächsten Tag wie gerädert. Sonst hatte ich keine Symptome. Ich wäre nie darauf gekommen, dass das mit den Wechseljahren zusammenhängt."

„Meine Migräne nahm kurz vor meinem 50. Geburtstag so richtig Fahrt auf. In der schlimmsten Phase lag ich an 14 Tagen im Monat mit rasenden Schmerzen im dunklen Zimmer."

„Die Hitze überfällt mich oft in sowieso schon anstrengenden Situationen – oder wenn ich mich gerade entspannen will, zum Beispiel mit Freundinnen in einem Café. Ich kriege dann rote Flecken am Hals, der Schweiß bricht aus und ich fühle mich danach total fertig und fange an zu frieren."

Auch diese Aussagen zeigen: Der Umgang mit Wechseljahresbeschwerden ist schwierig. Zum einen, weil die betroffenen Frauen ihre Beschwerden oft gar nicht mit den Wechseljahren in Verbindung bringen. Zum anderen aber auch, weil Ärztinnen und Ärzte sich oft ebenfalls schwertun, Symptome richtig einzuordnen – vor allem, wenn sie diffus sind.

Wenn sich Frauenärzte in den Medien selbst dazu äußern, wie sie die Beratungssituation in den Praxen einschätzen, schneidet der eigene Berufsstand meistens eher schlecht ab. So betont zum Beispiel die Präsidentin der Deutschen Menopause Gesellschaft, Katrin Schaudig, das Problem der mangelnden Ausbildung. Es werden gerade erst verpflichtende Lernmodule für Fachärztinnen und -ärzte in Weiterbildung entwickelt. Nach Ansicht Schaudigs habe die Weiterbildung auf freiwilliger Basis in der Vergangenheit nicht gut genug funktioniert. Neben Gynäkologen müssten auch Hausärztinnen und andere Fachärzte noch dazulernen. Auch darum wolle sich die Deutsche Menopause Gesellschaft verstärkt bemühen.

Schaudig ist der Meinung, Frauen würden in den Wechseljahren insgesamt nicht gut beraten und aufgeklärt, was dazu führt, dass Betroffene bis zu 1,5 Jahre auf angemessene Behandlungen warten. Die Vorsitzende der Menopause Gesellschaft hält es deshalb für das Wichtigste, dass die Frauen selbst gut informiert sind.

Das Wissen über normale Abläufe im weiblichen Körper ist dabei genauso wichtig wie das Wissen über häufige Wechseljahressymptome – beides erleichtert die Kommunikation in der Arztpraxis. Doch oft genug hängt es nicht allein an fehlendem Wissen, wenn die Kommunikation mit Arzt oder Ärztin nicht funktioniert. In der modernen, evidenzbasierten Medizin sollten Patientinnen von Anfang an in Entscheidungen einbezogen werden, die ihre eigene Gesundheit betreffen. Doch damit das funktioniert, müssen einige Voraussetzungen erfüllt sein. Die wichtigste Frage dabei ist, wie man zu einer informierten Entscheidung kommt.

Dabei spielt zum einen das Wissen aus gut gemachten Studien eine wichtige Rolle, aber auch die Expertise von Ärzten oder anderen Gesundheitsprofis. Außerdem – ganz entscheidend – die Expertise der Patientinnen selbst. Denn sie sind die besten Expertinnen für ihr eigenes Leben.

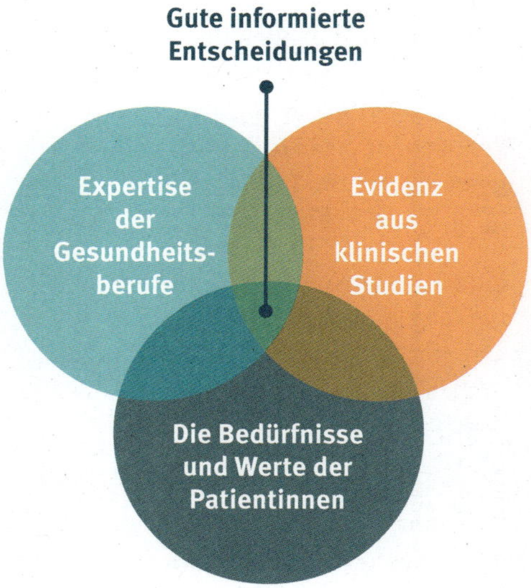

Wie kann man bessere Gespräche im Sprechzimmer führen?

Nicht nur aus diesem Grund kommt Patientinnen die Aufgabe zu, sich als gleichberechtigte Partnerinnen im Sprechzimmer wahrzunehmen. Machen Sie sich bewusst: Sie haben das Recht mitzuentscheiden, schließlich geht es am Ende um Ihre Gesundheit. Auch deshalb ist es wichtig, sich rechtzeitig mit dem auseinanderzusetzen was nach dem 50. Geburtstag passieren kann – kann, nicht muss! Wer um die möglichen Veränderungen weiß, ist besser darauf vorbereitet, wichtige Fragen zu stellen.

Doch wenn Sie es beim Arztbesuch so ähnlich erleben, wie wir die Situation bis hierhin beschrieben haben, wissen Sie sicher, wie schwierig es in Gesprächen sein kann, die mitgebrachten Fragen unterzubringen – und am Ende mit passenden Antworten nach Hause zu gehen. Wenn Sie auf eine Ärztin treffen, die unter Zeitdruck steht oder die in diesem Bereich nicht ausreichend ausgebildet ist, fühlen Sie sich vielleicht hilflos oder wütend. Verständlich! Trotzdem bleiben Ihnen einige Möglichkeiten, wie Sie die Situation für sich verbessern können.

5 Fragen für das Arztgespräch

Bereiten Sie sich am besten schon vor dem Arztbesuch mit diesen fünf Fragen vor:

1. Welche Behandlungsmöglichkeiten gibt es?
2. Was sind die Vor- und Nachteile dieser Möglichkeiten?
3. Wie wahrscheinlich sind diese Vor- und Nachteile? Bei sehr komplexen Fragen können Entscheidungshilfen eine gute Unterstützung sein. Entscheidungshilfen sind Materialien, zum Beispiel Checklisten, die Ihnen helfen, Vor- und Nachteile von Untersuchungs- und Behandlungsmethoden abzuwägen. Denn oft stehen für Beschwerden verschiedene Maßnahmen zur Verfügung. Welche die jeweils passende ist, hängt auch von Ihrer Lebenssituation, Ihren Bedürfnissen und Ihren Wünschen ab. Entscheidungshilfen unterstützen Sie dabei, alles zu sortieren und miteinander zu vergleichen. Sie sind oft bei Operationen oder Behandlungen, die Risiken haben, sehr hilfreich. Im Anhang finden Sie dazu weitere Hinweise (→ Seite 186).
4. Was kann ich selbst tun?
5. Was passiert, wenn ich nichts tue? Viel zu oft wird diese Frage vergessen. Dabei hat das Nichtstun manchmal eine bessere Schaden-Nutzen-Bilanz als jede medizinische Maßnahme, die für das spezifische Problem gerade zur Verfügung steht.

Patientenrechte

Das Patientenrechtegesetz aus dem Jahr 2013 schreibt viele unterschiedliche Rechte fest, die Patientinnen gegenüber Ärzten und Krankenkassen haben. Hier soll es um die wichtigsten Rechte gehen, die Patientinnen und Patienten gegenüber Ärztinnen, Therapeuten und Heilpraktikern haben.

Recht auf freie Arztwahl

Grundsätzlich gilt: Zu welcher Ärztin Sie gehen, entscheiden Sie selbst. Allerdings zahlt die Krankenkasse nur für Besuche bei medizinischen Fachkräften, die eine Kassenzulassung haben. Das gleiche gilt im Prinzip auch für Krankenhäuser. Falls Sie lange auf einen Termin warten müssen, können Sie die Terminservicestellen der Kassenärztlichen Vereinigung um Unterstützung bitten. Unter der Telefonnummer 116 117 vermitteln sie innerhalb einer Woche einen Facharzttermin. Der Termin muss dann innerhalb der nächsten vier Wochen stattfinden. Sie brauchen dafür in der Regel trotzdem eine Überweisung von der Hausärztin oder vom Hausarzt. Diese Servicestellen vermitteln keinen Termin bei Ihrem Wunscharzt, sondern den ersten freien Termin in einer Facharztpraxis, die freie Termine gemeldet hat.

Recht auf Aufklärung

Sie haben ein Recht darauf, dass Ihre Ärztin mit Ihnen persönlich die Diagnose, die Behandlungsmöglichkeiten, den Nutzen und die Risiken der Behandlung und die Prognose bespricht – und zwar so, dass Sie die Erklärungen gut verstehen. Schriftliche Erklärungen dürfen Teil der Aufklärung sein, diese aber nicht ersetzen. Sie müssen Gelegenheit haben, Fragen zu stellen. Bei einem solchen Aufklärungsgespräch haben Sie allerdings auch Pflichten. Sie sollten denjenigen, die Sie behandeln, alles erzählen, was für die geplante Behandlung von Bedeutung sein könnte.

Recht auf Ablehnung einer Behandlung

Selbst wenn Gesundheitsprofis die medizinische Behandlung für dringend nötig halten, haben Sie das Recht, Behandlungen abzulehnen. Denn Sie dürfen selbst bestimmen, wie Sie behandelt werden möchten. Allerdings sollten Sie in der Lage sein, die Tragweite Ihrer Entscheidung einzuschätzen. Deshalb sollten Sie sich gründlich informieren und mit der Ärztin beziehungsweise dem Arzt offen darüber sprechen.

Recht auf Zweitmeinung

Wenn Ihnen Ihre Ärztin eine Operation empfiehlt und Sie Zweifel bekommen, können Sie sich eine zweite Meinung einholen. Das kann Ihnen mehr Sicherheit geben, dass die Diagnose richtig gestellt wurde und dass die Operation wirklich nötig ist. Es ist allerdings ratsam, sich vorher mit Ihrer Krankenkasse

CHECKLISTE

- ☐ Sie können von Ihrem Recht auf freie Arztwahl Gebrauch machen (→ siehe links). Als gesetzlich Versicherte können Sie mit Ihrem Gesundheitsproblem zu jedem Arzt gehen, der von den Krankenkassen zugelassen wurde. Innerhalb eines Behandlungsquartals sollen Sie den Arzt aber nur aus einem triftigen Grund wechseln. Wenn Sie also in einem Kalendervierteljahr zwei verschiedenen Ärzten dasselbe Gesundheitsproblem vorstellen möchten, sollten Sie das gut begründen können und mit Ihrer Krankenkasse vorher absprechen.
- ☐ Vergegenwärtigen Sie sich, welche Erwartungen Sie an das Arztgespräch haben und trauen Sie sich, diese Erwartungen im Sprechzimmer auszuformulieren. Das kann Ihrem Gegenüber helfen, Unzufriedenheit zu reduzieren.
- ☐ Es ist übrigens völlig in Ordnung, wenn Sie lieber dem Rat der Ärztin vertrauen und nicht selbst mitentscheiden möchten. Auch diese Entscheidung gehört zu Ihrem guten Recht.
- ☐ Bereiten Sie sich auf Arztgespräche bereits zu Hause vor. Schreiben Sie auf, was Sie besprechen möchten. Schauen Sie sich dazu auch die fünf Gesundheitsfragen an, die von der Stiftung Gesundheitswissen für bessere Arztgespräche empfohlen werden (→ Seite 35).
- ☐ Wenn Sie nach Informationen im Internet suchen, kann es leicht passieren, dass Sie auf Websites mit unzuverlässigen Inhalten stoßen. Suchmaschinen listen alles auf, was zu Ihren Suchbegriffen passt und trennen dabei nicht die Spreu vom Weizen. Das ist für medizinische Laien ein großes Problem. Im Anhang (→ Seite 186) finden Sie eine Liste von Anbietern mit verlässlichen Gesundheitsinformationen, die Ihnen nicht nur bei Wechseljahresbeschwerden gute Dienste leisten kann.
- ☐ Wenn Sie bemerken, dass im Sprechzimmer Zeitdruck herrscht, können Sie von sich aus anbieten, das Gespräch an einem anderen Tag fortzusetzen. Das ist oft besser als zähneknirschend durch die Themen zu hetzen.

abzustimmen, weil viele Kassen für bestimmte Krankheiten besondere Verfahren anbieten. Und manchmal übernehmen sie auch nicht die vollen Kosten für eine zweite Meinung.

Für das Einholen einer zweiten Meinung ist es oft sinnvoll, Unterlagen mitzunehmen, die während der Behandlung bereits erstellt wurden, wie zum Beispiel Röntgenbilder und Laborberichte. Informieren Sie also Ihre behandelnde Ärztin über Ihre Absicht, eine Zweitmeinung einzuholen, und bitten Sie dafür um Kopien der entsprechenden Unterlagen. Diese dürfen Ihnen in Rechnung gestellt werden. Oder Sie bitten darum, die Unterlagen in der elektronischen Patientenakte abzulegen – sofern Sie eine nutzen.

Bei bestimmten planbaren Operationen haben Sie sogar einen gesetzlichen Anspruch auf eine ärztliche Zweitmeinung, zum Beispiel bei Gebärmutterentfernungen, arthroskopischen Eingriffen in die Schulter, Wirbelsäulen-OPs und kathetergestützten Herzuntersuchungen. Um an dem strukturierten Zweitmeinungsverfahren teilnehmen zu können, stehen Ihnen sogenannte Zweitmeinungsärzte zur Verfügung. Sie sind besonders qualifiziert und unabhängig. Mehr Informationen dazu finden Sie bei der Verbraucherzentrale:

ACHTUNG

Qualität der Zweitmeinung

Strukturierte Zweitmeinungsverfahren müssen konkrete Qualitätsvorgaben einhalten. Bei allen anderen Zweitmeinungen existieren diese Vorgaben nicht, sodass bei der Beratung auch wirtschaftliche Interessen eine Rolle spielen können. Das sollten Sie vorsichtshalber im Hinterkopf haben, wenn Sie einer bestimmten Behandlung bereits kritisch gegenüberstehen.

Recht auf Einsicht in Patientenakte

Wenn Sie zu Ihrem Arzt oder Ihrer Ärztin gehen, wird mitgeschrieben. Bei jedem Besuch fallen neue Daten an. Das ist auch richtig so, denn Medizinerinnen und Mediziner sind zur Dokumentation verpflichtet, um Behandlungen nachvollziehbar und sicherer zu machen. In welcher Form sie das tun, ist ihnen selbst überlassen. Sie können derzeit noch sowohl eine Papierakte als auch eine elektronische Fallakte führen oder beides. Als Patientin haben Sie das Recht, die medizinische Dokumentation einzusehen und eine Kopie der Unterlagen zu erhalten. Außerdem sind Arzt oder Ärztin verpflichtet, relevante Untersuchungs- und Behandlungsdokumente in Ihre elektronische Patientenakte zu speichern – sofern Sie diese nutzen.

Recht auf Quittung

Wenn Sie bei einer privaten Krankenkasse versichert sind, erfahren Sie automatisch, wie viel eine Behandlung kostet: Sie strecken das Geld vor und bekommen im Anschluss eine Erstattung. Wenn Sie bei einer gesetzlichen Krankenkasse versichert sind, können Sie einmal im Quartal eine Patientenquittung von Ihren Ärzten oder Ihrer Krankenkasse verlangen. Die Patientenquittung listet auf, welche Behandlungen Sie im Quartal bekommen haben und wie viel Ihre Krankasse für die einzelnen Leistungen bezahlt hat. Sie können sich in der Arztpraxis entweder kostenlos direkt im Anschluss an die Behandlung oder nach Ablauf des Abrechnungsquartals eine Patientenquittung ausstellen lassen. Für die quartalsweise Patientenquittung fällt eine Gebühr von 1 Euro an. Möchten Sie die Patientenquittung per Post zugeschickt bekommen, kommen die Versandkosten dazu. In der elektronischen Patientenakte sind außerdem die Abrechnungsdaten der Krankenkasse einsehbar.

Rechte bei Individuellen Gesundheitsleistungen (IGeL)

Individuelle Gesundheitsleistungen (IGeL) sind medizinische Leistungen, die die meisten Krankenkassen nicht übernehmen, wie zum Beispiel die Ultraschalluntersuchung der Eierstöcke zur Krebsfrüherkennung beim Frauenarzt.

Sie haben verschiedene Rechte, wenn Ihnen solche ärztlichen, zahnärztlichen oder psychotherapeutischen Leistungen angeboten werden, die Sie selbst bezahlen müssen. Dazu gehören neben den hier bereits genannten Rechten viele weitere, die sich aus dem speziellen Vertragsverhältnis ergeben, das Sie im Rahmen von IGeL mit Ihrer Ärztin oder Ihrem Therapeuten eingehen. Nicht selten kommt es bei IGeL zu Ärger. Ausführliche Informationen dazu finden Sie auf der Website der Verbraucherzentrale: https://www.igel-aerger.de/

Recht auf Aufklärung über IGeL

Sie sollten alle Informationen bekommen, mit denen Sie eine Entscheidung treffen können, die zu Ihrer Situation passt. Dafür können Sie auch auf schriftlichen Informationsmaterialien bestehen, denn die gibt es zu jeder IGeL-Leistung. Wenn Sie selbst recherchieren möchten, empfiehlt sich ein Besuch auf der Website des IGeL-Monitors: https://www.igel-monitor.de/. Er wird vom Medizinischen Dienst Bund betrieben, eine Organisation der Gesetzlichen Krankenkassen. Der IGeL-Monitor stellt Bewertungen zu einzelnen IGeL bereit – deren Nutzen ist dort übrigens in den allermeisten Fällen mit „unklar“ oder „negativ“ angegeben.

Sie sind selbstverständlich nicht verpflichtet, der Behandlung zuzustimmen. Ihre Zustimmung darf auch nicht zur Bedingung für weitere medizinische Maßnahmen gemacht werden. Je mehr Druck im Gespräch aufgebaut wird, desto misstrauischer sollten Sie werden. Außerdem muss Sie Ihr Arzt darauf hinweisen, wenn es eine von Krankenkassen finanzierte Behandlungsalternative gibt.

Wenn Sie sich gegen eine IGeL entscheiden, müssen Sie nichts unterschreiben. Denn IGeL sind medizinisch nicht notwendige Leistungen und dann ist es auch nicht nötig, dass Arzt oder Ärztin Ihre Ablehnung zum Beispiel aus Haftungsgründen dokumentieren.

! WICHTIG

Bedenkzeit bei IGeL

Für die Entscheidung muss Ihnen der Arzt ausreichend Bedenkzeit geben. Denn IGeL-Leistungen sind nie eilig. Deshalb ist es auch nicht zulässig, dass medizinische Fachangestellte Sie zu einer Entscheidung drängen, ohne dass Sie vorher mit Arzt oder Ärztin über die geplante Untersuchung oder den Eingriff sprechen konnten.

Recht auf einen Behandlungsvertrag
Sie müssen darüber informiert werden, was die Leistung kostet – und zwar in Form eines schriftlichen Kostenvoranschlags. Eine pauschale Abrechnung ist nicht zulässig. Sie müssen wiederum auch schriftlich zustimmen, dass Sie einverstanden sind, auf eigene Rechnung medizinisch behandelt zu werden. Sonst darf die Behandlung bei Ihnen nicht durchgeführt werden.

Im Behandlungsvertrag sollten folgende Punkte nicht fehlen:

- → eine genaue Beschreibung der Leistung, um die es geht
- → Auflistung der Kosten einschließlich der Ziffern der Gebührenordnung für Ärzte (GOÄ)
- → Erklärung, dass Sie über die Leistung aufgeklärt wurden und ihr zustimmen

Bevor Sie unterschreiben, ist es eine gute Idee, mit der Krankenkasse über die IGeL zu sprechen. Manchmal nehmen Krankenkassen Maßnahmen in ihren Leistungskatalog auf, die zuvor nur als IGeL angeboten wurden. Nicht immer sind solche Änderungen allen Ärztinnen und Ärzten bekannt. In so einem Fall müssten Sie dann die Maßnahme nicht selbst bezahlen. Manchmal übernehmen Krankenkassen auch die Kosten ausgewählter Leistungen in Einzelfällen, etwa bei bestimmten Risikogruppen oder bestehenden Vorerkrankungen, wenn der Arzt dies entsprechend begründet.

Rechte bei Unzufriedenheit
Manchmal läuft es mit den IGeL nicht so, wie es den Regeln entspricht. Etwa wenn Sie sich über das Verhalten eines Arztes ärgern oder im Nachhinein herausfinden, dass die Krankenkasse die Leistung bezahlt hätte, Ihre Ärztin Ihnen das aber nicht gesagt hat. In solchen Situationen können Sie sich beschweren: Zuständig sind die jeweiligen Landesärztekammern. Auch die Verbraucherzentrale sammelt Beschwerden. Dafür können Sie diese Website nutzen: https://www.igel-aerger.de/.

Früherkennungsuntersuchungen

Bei vielen Krankheiten kann es entscheidend für den Behandlungserfolg sein, dass sie frühzeitig erkannt werden. Einige Krankheiten lassen sich sogar verhindern, wenn die Hauptrisikofaktoren rechtzeitig entdeckt und gegebenenfalls behandelt beziehungsweise geeignete Gegenstrategien ergriffen werden. Beispiel: Wer jahrelang einen hohen Blutdruck hat und nichts dagegen unternimmt, hat ein deutlich erhöhtes Risiko, einen Herzinfarkt oder Schlaganfall zu erleiden. Maßnahmen, die den Blutdruck senken, können dieses Risiko entscheidend reduzieren.

In Deutschland gibt es die Möglichkeit, an speziellen Früherkennungsuntersuchungen teilzunehmen. Für Kinder und Jugendliche sind dies zum Beispiel die sogenannten U-Untersuchungen beim Kinderarzt, für Erwachsene ab 35 Jahren gibt es Check-ups beim Hausarzt und für Frauen verschiedene Untersuchungen der Brust und des Unterleibs, auf die sie regelmäßig Anspruch haben.

Von den Krankenkassen werden folgende Früherkennungsuntersuchungen bezahlt:

Früherkennung versus Vorsorge
Häufig geht es mit den Begriffen Vorsorge und Früherkennung etwas durcheinander. Oft sprechen Menschen von Vorsorge, wenn sie eigentlich die Früherkennung meinen.

Vorsorge meint Maßnahmen, mit denen sich eine Krankheit vermeiden lässt. Durch **Früherkennungsuntersuchungen** allein lässt sich jedoch keine Krankheit verhindern. Sie kann aber im besten Fall früh genug erkannt werden, damit eine Behandlung möglichst große Erfolgsaussichten hat.

Diese Unterscheidung ist wichtig, um nicht falsche Erwartungen an die Untersuchungen zu wecken. Eine Umfrage der Bertelsmann Stiftung und der Krankenkasse Barmer GEK aus dem Jahr 2014 zeigt, wie verbreitet diese Verwechslung ist. Sie ergab, dass circa 30 Prozent der Frauen annahmen, durch eine Teilnahme an einem Mammografie-Screening ließe sich Brustkrebs verhindern.

Vor- und Nachteile von Früherkennungsuntersuchungen

Früherkennungsuntersuchungen richten sich an Menschen, die keine konkreten Beschwerden haben. Sie werden allen Menschen einer festgelegten Altersgruppe empfohlen, damit bestimmte Krankheiten möglichst frühzeitig entdeckt werden. Da sie sich an alle diesen Alters richtet, werden sie auch als Screenings bezeichnet.

Obwohl es zunächst plausibel klingt, hat es nicht nur Vorteile, alle Menschen zu testen. Zu bedenken ist dabei nämlich auch, was nach der frühen Entdeckung einer Krankheit passiert. Für manche Krankheiten gibt es beispielsweise keine (oder kaum) wirksame Therapien, selbst wenn sie früh entdeckt werden, zum Beispiel bei Demenz. Dann verlängert sich unter Umständen durch eine frühe Entdeckung nur die Zeit, in der man mit einer Diagnose leben muss. Für andere Krankheiten hätte eine frühe Entdeckung keinen entscheidenden Vorteil, weil sie sich in jedem Stadium gut behandeln lassen.

Des Weiteren kann es bei Früherkennungsuntersuchungen zu einem falschen Alarm kommen. Dann stehen möglicherweise weitere Untersuchungen an, die wiederum Nebenwirkungen haben können. Auch kann die psychische Belastung groß sein, wenn Sie lange auf ein klärendes Testergebnis warten müssen. Dazu kommt, dass sich Krebsarten in ihren Eigenschaften unterscheiden. Manche wachsen zum Beispiel so langsam, dass wahrscheinlich eine andere Ursache früher zum Tod führen wird. Wenn ein solcher Krebs durch ein Screening auffällt, kann die Behandlung des Krebses belastender sein als die Krebserkrankung selbst es gewesen wäre.

Aus diesen Gründen ist es oft nicht leicht zu entscheiden, ob und an welcher Früherkennungsuntersuchung man teilnehmen möchte. Für einige Screenings gibt es inzwischen gutes Informationsmaterial, das Sie bei Ihrer individuellen Entscheidung unterstützen kann, zum Beispiel die Entscheidungshilfe zur Teilnahme am Mammografie-Screening.

Vorsicht bei Gesundheitsinfos aus dem Internet

Wir alle haben uns daran gewöhnt, ins Internet zu gehen und die große bunte Suchmaschine zu fragen, wo es lang geht, wenn wir etwas Bestimmtes suchen. In Gesundheitsfragen kann der Rat von Dr. Halbwissen allerdings besonders dann, wenn wir gar nicht genau wissen, wie unser Ziel eigentlich aussieht, schnell in die Irre führen.

Welche Qualität die Suchergebnisse haben, hängt vor allem von Ihrer Frage ab. Welche Stichwörter enthält sie? Zielen sie auf den Kern Ihres Problems ab oder eher auf einen Nebenaspekt? Wenn Sie nicht viel Vorwissen haben, die Frage dementsprechend vage formuliert ist oder ihr wichtige Schlüsselwörter fehlen, kann es passieren, dass Sie hauptsächlich Antworten bekommen, die nur die Hälfte verraten, auf unbedeutende Nebengleise führen oder sogar ganz falsch sind.

CHECKLISTE

Gute Gesundheitsinformationen

- ☐ Sind die Gesundheitsinfos aktuell genug? Jede Gesundheitsinformation sollte eine Angabe enthalten, wann sie erstellt wurde. Schön wäre auch ein Hinweis, wann sie das nächste Mal aktualisiert werden soll. Wie alt eine Gesundheitsinformation maximal sein sollte, lässt sich leider nicht genau sagen. Das hängt sehr stark vom jeweiligen Stand der Forschung ab und wie viel zu einer bestimmten Frage noch geforscht wird. Als Faustregel gilt: Wenn es nicht um zeitlose Fragen geht, sollten die Infos nicht älter als zwei bis drei Jahre sein.
- ☐ Sind die Gesundheitsinfos aussagekräftig? Quellenangaben sind noch kein Garant für gesichertes Wissen aus gut gemachten Studien. Am verlässlichsten sind Infos, die aus mehreren Studien zu einer Fragestellung stammen. Ob das so ist, lässt sich von Laien allerdings schwer beurteilen. Deshalb ist es ratsam, die Suche nach Gesundheitsinfos bei Angeboten zu beginnen, die nachgewiesenermaßen nach soliden Qualitätskriterien arbeiten.
- ☐ Sind die Gesundheitsinformationen ausgewogen? Beschreiben sie sowohl den Nutzen von medizinischen Maßnahmen als auch deren Risiken? Wichtig ist auch: Ist der beschriebene Nutzen relevant für die Fragestellung, die Sie haben? So ist zum Beispiel bei der Angabe von Messwerten oft nicht klar, wie sich die Werte konkret auswirken.
- ☐ Nennt die Gesundheitsinformation Behandlungsalternativen? Meist stehen mehrere Behandlungsmöglichkeiten zur Verfügung, die jeweils spezifische Vor- und Nachteile haben. Diese soll-

ten so erklärt sein, dass Sie sie bei Ihrer Entscheidung abwägen können.

- ☐ Gute Gesundheitsinformationen enthalten Angaben dazu, wie die Erstellenden vorgegangen sind. Das steht zum Beispiel in Methodenpapieren oder -reports oder verbirgt sich unter dem Menüpunkt „Wie wir arbeiten“. Finden sich solche Angaben auf der Website, ist das ein Zeichen dafür, dass den Anbietern Qualitätskriterien wichtig sind.
- ☐ Wer ist der Anbieter? Wer an der Erstellung beteiligt war, welche Qualifikationen diese Personen haben und wie sich das Angebot finanziert, sind wichtige Infos. Oft finden sich im Impressum von Websites, die über ein bestimmtes Krankheitsbild informieren, Hinweise, dass Hersteller von Arzneimitteln, die bei dieser Erkrankung eingesetzt werden können, die Seite sponsern. Dann handelt es sich wahrscheinlich nicht um neutrale und unabhängige Informationen.
- ☐ Ein Alarmsignal ist auch, wenn man direkt auf der Seite Produkte kaufen kann, die angeblich gegen die beschriebenen Beschwerden helfen. Ein Shop verträgt sich nicht mit Unabhängigkeit und Neutralität. Auch Werbeanzeigen sind in der Regel ein Zeichen dafür, dass auf der Website kommerzielle Interessen im Vordergrund stehen.
- ☐ Vorsicht bei emotionaler oder tendenziöser Sprache. Wenn Sie das Gefühl haben, dass Ihnen das Angebot Angst macht oder dass es Sie davon abhalten will, medizinischen Rat bei Gesundheitsprofis einzuholen, sollten Sie sehr skeptisch werden.

Dazu kommt, dass die Suchmaschine nicht automatisch die besten Angebote ganz oben auflistet. Was gute Gesundheitsinformationen sind, weiß die Maschine gar nicht, weil sie die Kriterien dafür bei der Auswahl nicht berücksichtigen kann. Das wird von vielen Anbietern ausgenutzt: Sie wissen, was sie tun müssen, damit sie auf Platz eins der Liste landen. Das Stichwort dazu heißt Suchmaschinenoptimierung und umfasst viele technische Einstellungen von Websites sowie inhaltliche Schwerpunktsetzungen, für die es schon Erfahrungswerte gibt und die Erfolg versprechen.

So kommt es, dass sich in der Trefferliste eine wilde Mischung findet aus Informationen, die finanzielle Interessen der Anbieter bedienen, falschen Behauptungen, unvollständigen oder veralteten Angaben sowie Angeboten, die einen strengen redaktionel-

ACHTUNG

Warnzeichen für schlechte Gesundheitsinfos

Bei folgenden Aussagen sollten Sie lieber einen Bogen um das Angebot machen. Sie zeigen, dass die Aussagen nicht verlässlich sind.

- „Dieses Mittel ist zu 100 Prozent wirksam!" So ein Wundermittel gibt es nicht. Arzneimittel und Behandlungen haben in der Regel kleinere bis mittlere Effekte und wirken bei unterschiedlichen Menschen unterschiedlich.
- „Diese Behandlung hat keinerlei Nebenwirkungen!" Was davon zu halten ist, verdeutlicht ein bekanntes Zitat von Gustav Kuschinsky, Professor für Pharmakologie (1904–1992): „Ein Arzneimittel, von dem behauptet wird, dass es keine Nebenwirkungen habe, steht im dringenden Verdacht, auch keine Hauptwirkung zu besitzen." Oft wird mit Aussagen wie „sanft", „natürlich" oder „ganzheitlich" gearbeitet, um zu suggerieren, dass keine Nebenwirkungen zu erwarten seien. Häufig werden diese aber einfach nur verschwiegen oder heruntergespielt.
- „Da kann man sich absolut sicher sein!" Die medizinische Forschung bringt immer wieder neue Erkenntnisse hervor. Eine einzige Studie reicht in der Regel nicht aus für gesicherte Erkenntnisse. Oft dauert es Jahre, bis wissenschaftlicher Konsens zu einer bestimmten Frage herrscht. Wissenschaftliche Erkenntnisse sind eigentlich immer mit einer Portion Unsicherheit behaftet. Das sollten seriöse Gesundheitsinformationen auch vermitteln.
- Wenn der Erfinder im Mittelpunkt steht, ist ebenfalls Vorsicht geboten. Dann scheint ihm der Ruhm besonders wichtig zu sein. Medizinische Forschung ist immer Teamarbeit und die Frage, um die es vor allem gehen sollte, hat nichts mit dem Erfinder einer bestimmten Behandlungsmethode zu tun.

len Prüfprozess durchlaufen haben und wirklich verlässlich sind. Die Sortierung müssen Sie am Ende selbst leisten. Oft genug ist das aber eine Überforderung.

Das Problem mit Influencerinnen

Ein Charakteristikum des Internets und insbesondere der sozialen Medien ist, dass Informationen in hohem Maße mit Persönlichkeiten verknüpft werden. Vor allem, wenn die Informationen über personalisierte Konten auf großen Plattformen wie Instagram oder Facebook transportiert werden und mit Videos gearbeitet wird, wie zum Beispiel auf YouTube oder TikTok.

Viele, vor allem jüngere Menschen informieren sich bei Social-Media-Kanälen und vergessen dabei schnell, dass Influencerinnen oft ihr Geld damit verdienen, Produkte zu bewerben. Das bedeutet: Irgendjemand bezahlt dafür, dass sie eine bestimmte Information weitergeben oder über ein spezielles Produkt reden. Influencer legen mögliche Interessenskonflikte – trotz gesetzlicher Verpflichtung – häufig nicht offen. Deshalb muss man vorsichtshalber davon ausgehen, dass im Zweifel ein Unternehmen für das Vermarkten seiner Produkte die Influencer-Reichweite nutzen will. Der Effekt von solchen Social-Media-Kampagnen kann bedeutend sein.

→ TIPP Umgang mit Informationen von Influencerinnen

Schauen Sie nach, ob es eine seriöse Quelle gibt, die die Aussagen der Influencerin Ihres Vertrauens bestätigt. Am besten nutzen Sie die Liste auf → Seite 186, um herauszufinden, welcher Anbieter von verlässlichen Gesundheitsinformationen zu Ihrer Frage am besten passt.

Man muss Influencerinnen nicht gänzlich vermeiden. Es gibt auch seriöse Menschen in diesem Bereich, die eine medizinisch-wissenschaftliche Expertise mitbringen. Ein gutes Zeichen ist es, wenn sie auf Studien, Leitlinien oder Fachgesellschaften hinweisen sowie Unsicherheiten und Risiken nicht verschweigen.

BEISPIEL

Influencerinnen und die Pillenskepsis

Ein Beispiel, an dem sich der Effekt von Social Media verstehen lässt, ist die Skepsis gegenüber der Pille, die in den letzten Jahren zugenommen hat und unter anderem auch durch Influencerinnen geschürt wurde. Es ist zwar unbestritten, dass die Pille viele Nebenwirkungen hat, die zum Teil von Herstellern heruntergespielt wurden oder zu denen erst nach und nach verlässlichere Forschungsergebnisse entstanden. Es ist auch richtig, dass die Aufklärung über die Pille in vielen Frauenarztpraxen sehr stiefmütterlich behandelt wurde und immer noch wird.

Was allerdings problematisch ist, sind Aussagen, die die Risiken der Pille übertreiben. Denn Verhütungsentscheidungen haben immer auch mit der Lebenssituation von Frauen zu tun. Die Pille ist nach wie vor eins der sichersten Verhütungsmittel. Das ist für viele Frauen der entscheidende Vorteil. Gerade für junge Frauen spricht außerdem für die Pille, dass die Krankenkasse die Kosten (teilweise) erstattet. Die Sorge vieler Beratungsstellen ist, dass die zunehmende Pillenskepsis zu mehr ungewollten Schwangerschaften führen könnte. Die Gesundheitsrisiken, die mit einer Entscheidung für oder gegen die Pille verbunden sein können, sind also vielfältig und haben oft auch soziale und psychologische Aspekte. In Social-Media-Kampagnen wird die Pille allzu oft nicht angemessen differenziert besprochen. Die Nachteile der Pille werden betont, die Vorteile vernachlässigt. Das erschwert die Meinungsbildung und kann zu Entscheidungen beitragen, die der Gesundheit schaden.

Influencerinnen verstehen es oft sehr gut, ihr Publikum zielgenau anzusprechen und erreichen deshalb vergleichsweise hohe Vertrauenswerte.

Influencerinnen müssen sich, wie alle, die im Gesundheitsbereich Leistungen und Mittel anbieten, an das Heilmittelwerbegesetz halten. So dürfen sie beispielsweise nicht sagen, dass ein bestimmtes Medikament jemandem dabei geholfen hat, eine Krankheit zu bewältigen. Sie dürfen auch nicht auf die Pflichtangabe „Zu Risiken und Nebenwirkungen fragen Sie Ihren Arzt, Ihre Ärztin oder in der Apotheke“ verzichten – selbst wenn das Mittel nicht verschreibungspflichtig ist. Auch für Nahrungsergänzungsmittel sind krankheitsbezogene Aussagen („bei Osteoporose“) verboten, gesundheitsbezogene („hilft in den Wechseljahren“) müssen explizit erlaubt sein.

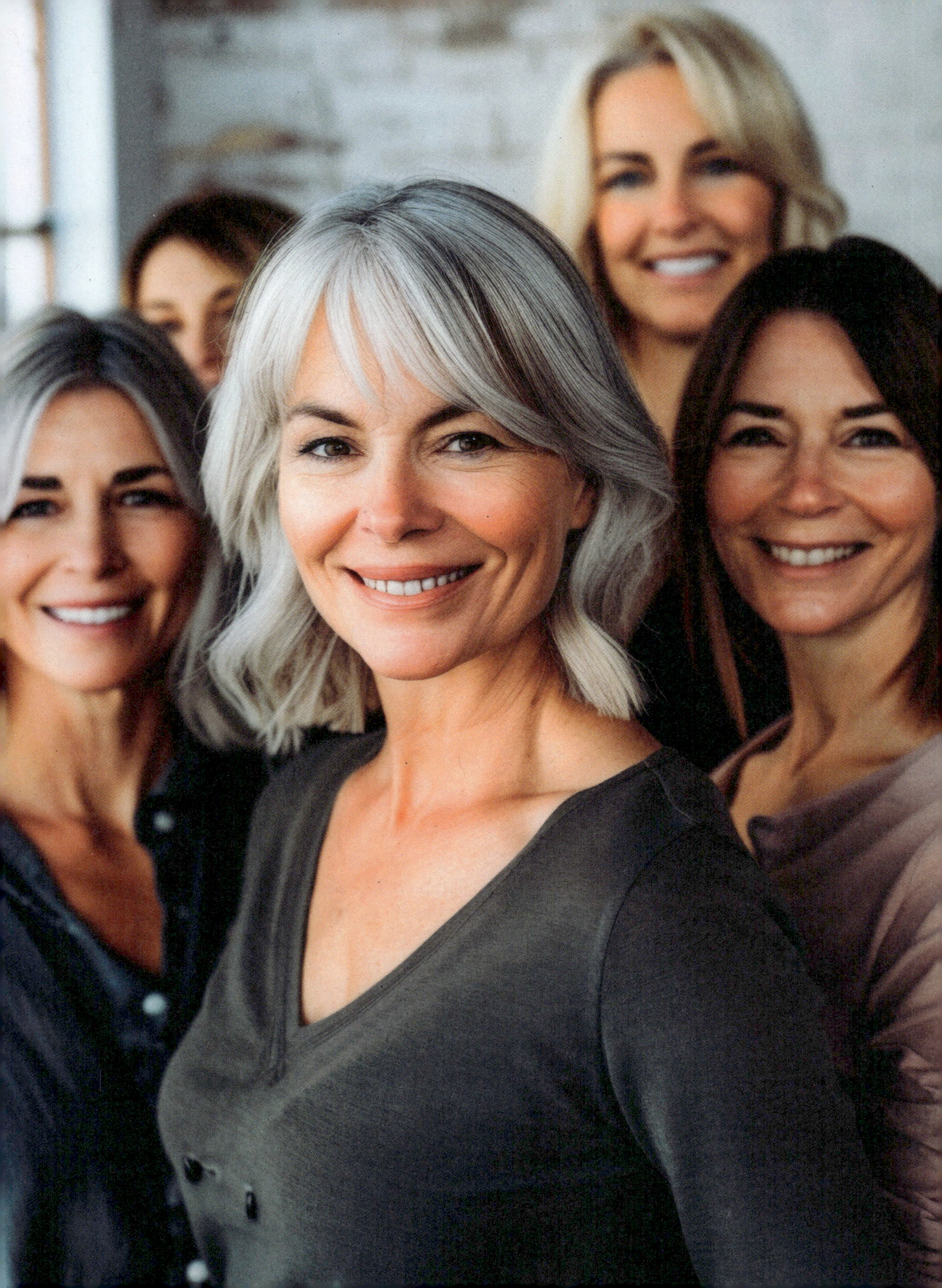

Hormone – und wie sie sich in den Wechseljahren verändern

Der weibliche Zyklus wird durch ein komplexes Zusammenspiel aus verschiedenen Hormonen gesteuert. Es sorgt dafür, dass die richtige Dosis des richtigen Hormons zur richtigen Zeit am richtigen Ort ist. Ermöglicht wird dies durch eine ausgeklügelte Kommunikation zwischen Eierstöcken und Gehirn. Dabei dienen unterschiedliche Hormone zur Übermittlung von Informationen.

Man kann sich Hormone wie winzige Schlüssel vorstellen, die im Körper nach den für sie passenden Schlössern suchen, also nach Rezeptoren von Zellen, an denen sie andocken können. Findet ein Hormon eine passende Andockstelle, löst dies in der Zelle eine Reaktion aus. Auf diese Weise können Organe miteinander kommunizieren, auch wenn sie im Körper weit voneinander entfernt liegen, wie zum Beispiel das Gehirn und die Eierstöcke. Hormone können auch, wenn sie sich nicht gerade frei im Blut bewegen oder an bestimmte Zellen in einem Organ gebunden sind, an sogenannten Transporter-Proteinen gebunden sein. Diese Proteine regulieren unter anderem die Menge an Hormonen, die sich frei im Blut bewegen.

Um welche Hormone geht es?

Viele verschiedene Hormone sind am Transformationsprozess in den Wechseljahren beteiligt. Es sind dieselben, die im Menstruationszyklus eine große Rolle spielen – also alte Bekannte sozusagen.

Zyklusregulierende Hormone

HORMON	WIRD GEBILDET IN	ERREICHT KONZENTRATIONSGIPFEL	FUNKTION
Östrogen (Estradiol + Estriol + Estron)	Eierstöcke: Follikel; Nebennierenrinden; Fettgewebe	kurz vor dem Eisprung	fördert die Reifung von Follikeln und Eizellen
Progesteron, Gelbkörperhormon	Eierstöcke: Gelbkörper; Nebennierenrinden; Fettgewebe	2. Phase des Zyklus, nach dem Eisprung	regt Wachstum der Gebärmutterschleimhaut an
FSH, Follikelstimulierendes Hormon	Gehirn: Hypophyse	um den Eisprung	stimuliert die Follikelreifung in den Eierstöcken; ermöglicht die Bildung von Östrogen
LH, Luteinisierendes Hormon	Gehirn: Hypothalamus	zum Eisprung	fördert in der 1. Zyklushälfte die Bildung von Östrogenen, triggert den Eisprung, fördert die Bildung des Gelbkörpers
Testosteron	Eierstöcke: Ovarien; Nebennierenrinde; Fettgewebe	schwankt wenig	fördert die Bildung von Estradiol (Östrogen)
AMH, Anti-Müller-Hormon	Eierstöcke: Follikel	Konzentration sinkt mit dem Alter	triggert den Eisprung, reguliert die Menge an heranreifenden Eizellen im Eierstock

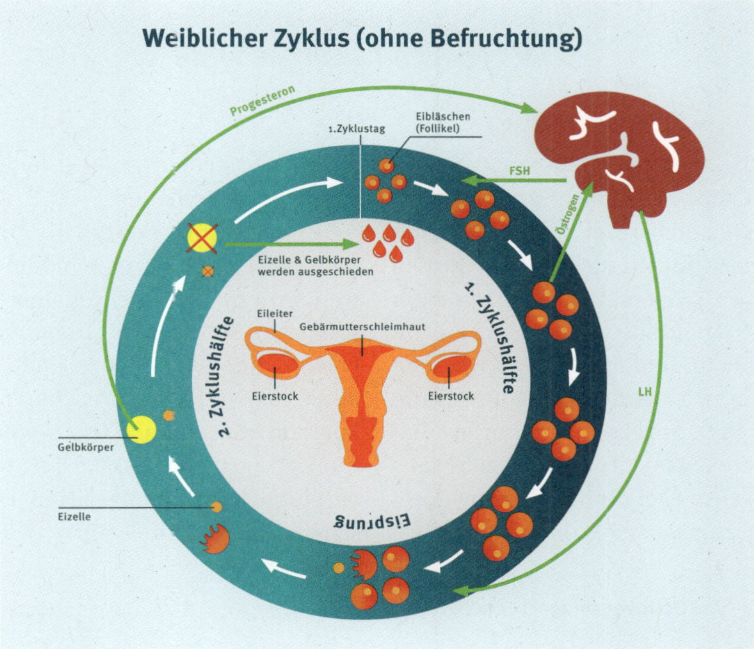

Meistens sind dafür zuvor mehrere Eizellen im Eierstock herangereift, und zwar in den Eibläschen, auch Follikel genannt. In der Regel springt nur eins dieser Eier während eines Zyklus und wandert Richtung Gebärmutter.

Bei der Geburt hat ein Mädchen circa 2 Millionen Eizellen, zum Zeitpunkt der ersten Menstruation ist die Anzahl auf etwa 400.000 gesunken. Nach jeder Periode sind es circa 1.000 Eizellen weniger. Neigt sich der Vorrat an Eiern dem Ende zu, drosseln die Eierstöcke ihre Hormonproduktion.

Bereits bevor die Wechseljahre beginnen, kann man hormonelle Veränderungen feststellen. Während der Wechseljahre produzieren die Eierstöcke weniger Östrogen und Progesteron, woraufhin die Hirnanhangdrüse (Hypophyse) mehr follikelstimulierendes Hormon (FSH) ausschüttet.

Schon bei Frauen in der späten Phase ihrer fruchtbaren Jahre, also vor Beginn der Prämenopause, können die FSH-Werte erhöht sein. Allerdings schwanken die FSH-Spiegel dann noch sehr. Zu Beginn der Perimenopause steigt der FSH-Spiegel gleichmäßig an, bis er nach circa zwei Jahren konstant bleibt. Parallel verändert sich der Östrogenspiegel: Er nimmt in einem ähnlichen Muster ab.

Früher ging man davon aus, dass die Östrogenwerte im Verlauf der Wechseljahre stetig abnehmen. Inzwischen weiß man, dass sie gerade zu Beginn der Prämenopause auch deutlich ansteigen können. Denn sobald die Eierstöcke beginnen, weniger Östrogen zu produzieren, reagiert das Gehirn mit einem vermehrten Ausstoß an FSH, um den Eierstöcken zu sagen: „Wir brauchen mehr Östrogen!“ Daraufhin reifen mehr Eier in Follikeln heran, und es wird so insgesamt mehr Östrogen ausgestoßen. Dadurch kann es zu starken Östrogenschwankungen kommen. Höhere sowie stark schwankende FSH- und Östrogenspiegel können Nebenwirkungen haben, zum Beispiel können sie das Risiko für Osteoporose (→ Seite 96) und Depressionen erhöhen.

In welcher Art sich die Hormonkonzentrationen verändern, ist sehr individuell. So weiß man zum Beispiel aus einer US-amerikanischen Studie, dass afro-amerikanische Frauen eher eine stark fallende Östrogenkurve haben, dass asiatische Frauen eher langsam abnehmende Östrogenkonzentrationen zeigen und dass der Östrogenspiegel bei europäischstämmigen Frauen eher stark schwankt und schnell fällt.

Wie sich FSH- und Östrogenspiegel verändern

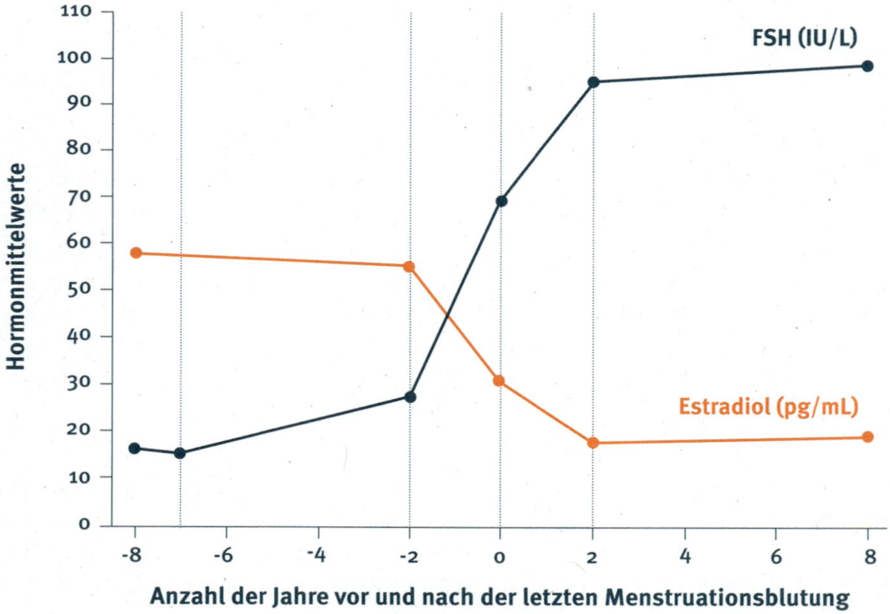

Hormonspiegel testen – sinnvoll oder nicht?

Wenn Sie im Internet nach Informationen über die Wechseljahre suchen, sind Ihnen bestimmt schon Hormontests begegnet. Sie werden oft von Influencerinnen oder Laboren beworben. So sollen Frauen ihren aktuellen Hormonstatus kennenlernen. Das Versprechen dahinter: Mit den Werten über Östrogen- und FSH-Spiegel soll man besser einordnen können, in welcher Phase der Wechseljahre man sich gerade befindet.

Diesem Versprechen sollten Sie jedoch mit einer ordentlichen Portion Skepsis begegnen. Denn der Hormonspiegel schwankt von Tag zu Tag und von Zyklus zu Zyklus – und in der Prämenopause häufig besonders stark. Außerdem kann zum Beispiel eine ausgefallene Menstruation das Ergebnis des Tests stark beeinflussen. Genauso kann ein Eisprung Hormonspiegel hervorrufen, die der einer 35-jährigen Frau ähneln, selbst wenn man schon einige Zeit in der Prämenopause steckt.

Hormontests können einen gewissen Nutzen bei bestimmten Auffälligkeiten haben, zum Beispiel, wenn die Menstruation bereits vor dem 40. Lebensjahr ausbleibt oder wenn es um ungewollte Kinderlosigkeit geht. Für die Feststellung, ob eine Frau in den Wechseljahren ist, braucht man sie nicht.

Tests in der Menopause sind genauso überflüssig wie Tests bei 13-jährigen Mädchen wären, um festzustellen, ob sie demnächst ihre Periode bekommen. Man weiß, dass sie auf dem Weg dahin sind, wenn sich ihr Körper zu verändern beginnt. Vergleichbar weiß man, dass eine Frau Ende vierzig, die ihre Blutungen nicht mehr regelmäßig bekommt oder andere typische Veränderungen bemerkt, auf dem Weg zur Menopause ist. Fachleute raten klar von Hormontests zur Bestimmung des Status in den Wechseljahren ab. Auch die maßgebliche Leitlinie empfiehlt sie nicht.

GUT ZU WISSEN

Lässt sich der Zeitpunkt der letzten Blutung vorhersagen?

Der Hormonstatus gibt keine Auskunft über den Zeitpunkt, an dem die letzte Blutung stattfinden wird. Im Vorhinein lässt sich nicht sagen, ob etwa die fünf Monate zurückliegende Blutung die letzte gewesen ist oder ob es elfeinhalb Monate nach der vorherigen Blutung wieder eine Periode geben wird. Der Zeitpunkt der finalen Blutung lässt sich nur im Rückblick ermitteln. Erst wenn seit der letzten Blutung mehr als ein Jahr vergangen ist, spricht man davon, dass die Frau in der Postmenopause ist.

Wenn Sie sich jetzt fragen, wie Sie ohne einen Test entscheiden sollen, ob eine Hormontherapie für Sie infrage kommt: Das entscheiden Sie gemeinsam mit Ihrer Ärztin oder Ihrem Arzt anhand der Symptome, die Sie gesundheitlich belasten und anhand der bekannten Vor- und Nachteile der Hormontherapie (→ Seite 60).

Wie beeinflusst das Hormonchaos die Gesundheit?

Am häufigsten berichten Frauen in den Wechseljahren über sogenannte **vasomotorische Symptome**. Dazu gehören Hitzewallungen und Schweißausbrüche. In diesen Fällen ist der Zusammenhang zu den hormonellen Veränderungen wissenschaftlich nachgewiesen. Bei anderen häufigen Symptomen fehlen leider noch eindeutige Belege, dass sie durch das Hormonchaos verursacht werden, da Dauer und Häufigkeit der Beschwerden stark schwanken und von vielen Faktoren abhängen. Das erschwert einen eindeutigen wissenschaftlichen Nachweis. Zu diesen Symptomen gehören etwa **Schlafstörungen, Niedergeschlagenheit, Depressionen, innere Unruhe, Reizbarkeit, Ängste, sexuelle Probleme** und **Gelenkbeschwerden**. Da allerdings so viele Frauen in den Wechseljahren mit genau diesen Symptomen zu tun haben, liegt es nahe, sie mit der Menopause in Verbindung zu bringen, selbst wenn der Nachweis für einen ursächlichen Zusammenhang mit den Hormonveränderungen (noch) fehlt.

Basiswissen zur Behandlung von Wechseljahresbeschwerden

Medizinische Leitlinien empfehlen für die Behandlung von häufigen Wechseljahresbeschwerden eine Reihe unterschiedlicher Maßnahmen – von Abwarten über Lebensstilveränderungen und pflanzlichen Mitteln bis zu Hormontherapie und Psychotherapie. Solche Leitlinien unterstützen medizini-

> **GUT ZU WISSEN**
>
> **Entscheidend für die Behandlung ist, wie es einer Frau geht**
>
> Für den Umgang mit den Symptomen ist der zweifelsfreie Nachweis, dass eine Frau in den Wechseljahren ist, nicht erforderlich. Fachleute sind sich einig: Die Behandlung der Beschwerden sollte sich an den Bedürfnissen der Frauen und an den sich im Verlauf der Wechseljahre verändernden Symptomen orientieren.

ACHTUNG

Umgang mit medizinischen Informationen

Welche Maßnahmen für Sie die richtigen sind, sollten Sie im Gespräch mit Ihrer Ärztin oder Ihrem Arzt klären. Im Folgenden finden Sie Informationen, die sich aus Ergebnissen wissenschaftlicher Studien ergeben, wie sie in Fachinformationen zu finden sind. Dabei werden Nutzen und Risiken der Maßnahmen gegenübergestellt. Wie sich Vor- und Nachteile der Behandlung in genau Ihrem Fall darstellen, lässt sich allerdings nicht vorhersagen. Die folgenden Informationen können also lediglich eine Orientierungshilfe für Ihre Entscheidungen sein.

sches Personal dabei, Entscheidungen zu treffen, die dem aktuellen Wissen aus Studien entsprechen.

Natürliche Möglichkeiten zur Behandlung von Wechseljahrbeschwerden

Viele Frauen gehen davon aus, dass es altes Wissen über Pflanzenwirkstoffe gibt, das durch die patriarchal geprägte Medizin und Pharmazie verloren gegangen ist. Es gibt eine große Sympathie für natürliche Heilmethoden, die auf Vitaminen, Pflanzen- und Mineralstoffen basieren. Doch leider werden allzu oft bestimmte Inhaltsstoffe oder Rezepturen romantisch verklärt. Ein Beispiel: Manche behaupten, es gäbe pflanzliche Heilmethoden gegen Wechseljahresbeschwerden, die direkt aus der Traditionellen Chinesischen Medizin (TCM) stammen. Aber in der TCM wurden die Wechseljahre bis ins 19. Jahrhundert hinein nicht von anderen Alterungsprozessen unterschieden, sodass die TCM bis zu diesem Zeitpunkt keine speziellen Rezepturen für spezifische Wechseljahresbeschwerden kannte. Deshalb stammen alle TCM-Rezepturen, die speziell für Wechseljahresbeschwerden empfohlen werden, aus dem 19. Jahrhundert. Das ist weder schlecht noch gut – es zeigt nur, dass Annahmen über altes Wissen mit Vorsicht zu genießen sind. Vor allem die beliebte Einteilung in „altes Wissen = gut" und „moderne Medizin = schlecht" ist falsch.

Die moderne Medizin hat sich dem Prinzip verpflichtet, die Wirksamkeit von Behandlungsmöglichkeiten genauso wie deren unerwünschte Wirkungen für individuelle Gesundheitsentscheidungen zur Verfügung zu stellen. Zu jeder Entscheidung, die die Gesundheit betrifft, sollte man sowohl den Nutzen einer Maßnahme wie auch den Schaden gegeneinander abwägen. Dieses Prinzip sollte auch für Behandlungsmöglichkeiten gelten, die auf natürlichen Wirkmechanismen beruhen. Denn auch diese können Nebenwirkungen haben, die die Nutzen-Schaden-Bilanz ins Negative drehen oder kaum positive Effekte entfalten.

Es gibt viele rezeptfreie Mittel, die versprechen, gegen häufige Wechseljahresbeschwerden wirksam zu sein, beispielsweise Extrakte aus Traubensilberkerze (Cimicifuga), Mönchspfeffer (Vitex), Ginseng, Nachtkerzenöl und sogenannte Phytoöstrogene (→ Seite 58). Laut Marktforschung setzten Pharmaunternehmen im Jahr 2017 damit mehr als 30 Millionen Euro um. Was ist also dran an gängigen natürlichen Behandlungsmethoden bei Wechseljahresbeschwerden?

Traubensilberkerze

Vor einigen Jahren nahm Ökotest viele dieser Präparate unter die Lupe und bewertete nur ein Traubensilberkerzepräparat mit „gut". Das Fazit der Testerinnen: Arzneimittel mit Traubensilberkerze können bei leichten Beschwerden hilfreich sein – wie sehr und ob sie möglicherweise wegen anderer Inhaltsstoffe sogar schaden, hängt vom einzelnen Mittel ab.

→ TIPP Arzneimittel versus Nahrungsergänzungsmittel

Es ist ein Unterschied, ob ein Wirkstoff in einem Arzneimittel oder in einem Nahrungsergänzungsmittel eingesetzt wird. In einem Arzneimittel gibt es einen definierten Extrakt und dieser wurde im Zuge der Zulassung als Arzneimittel auch auf unerwünschte Wirkungen untersucht. Bei Nahrungsergänzungsmitteln gibt es weder festgelegte Extrakte noch eine solche Prüfung.

! ACHTUNG

Nebenwirkungen Traubensilberkerze

Etwa fünf von 100 Frauen, die ein Traubensilberkerzenpräparat einnehmen, berichten von Nebenwirkungen wie Magen-Darm-Beschwerden, Kopfschmerzen, Schwindel, Übelkeit und Hautrötungen, die nach dem Absetzen der Mittel wieder verschwinden. Aber der Wirkstoff der Traubensilberkerze kann auch ernsthafte Nebenwirkungen haben, wie zum Beispiel Leberschädigungen.
Fachleute raten davon ab, Traubensilberkerze gleichzeitig mit Östrogenen einzunehmen. Außerdem sollten Frauen mit Brustkrebs auf Mittel mit diesem Wirkstoff verzichten, da noch keine ausreichenden Studiendaten zur Sicherheit von Traubensilberkerze bei Brustkrebs vorliegen. Frauen, in deren Familie Brustkrebserkrankungen vorkommen, sollten sicherheitshalber vor dem Einnehmen ihre Ärztin oder ihren Arzt fragen.

Mönchspfeffer

Studien weisen darauf hin, dass der Extrakt aus den Früchten des Mönchspfeffers häufige Beschwerden, die vor der Monatsblutung auftreten, lindern kann. Dazu gehören zum Beispiel Heißhunger, Brustspannen, Kopfschmerzen, Gereiztheit, Schlafprobleme, Verdauungsstörungen und Stimmungsschwankungen. Mönchspfeffer wird auch nachgesagt, dass er bei unregelmäßigen, zu kurzen oder zu langen Menstruationszyklen helfen kann. Doch diese Wirkung ist bisher nicht wissenschaftlich belegt.

Präparate mit Mönchspfeffer sind in der Apotheke rezeptfrei erhältlich. Allerdings befürchten Fachleute, dass der Wirkstoff die Wirkung anderer Medikamente abschwächen oder verstärken könnte, zum Beispiel mancher Hormonpräparate und Brustkrebsmedikamente.

> **!** ACHTUNG
>
> **Nebenwirkungen Mönchspfeffer**
>
> Laut der Europäischen Arzneimittelagentur (EMA) kann Mönchspfeffer einige Nebenwirkungen hervorrufen, etwa allergische Reaktionen, Hautausschläge, Kopfschmerzen, Schwindel, Übelkeit und Bauschmerzen. Wie häufig diese Nebenwirkungen auftreten, ist nicht bekannt.

Ginseng und Nachtkerzenöl

Ginseng soll sich positiv bei Stress und Stimmungsschwankungen auswirken und weitere gesundheitsförderliche Effekte haben. Doch die versprochenen Wirkungen sind bei Wechseljahresbeschwerden bisher wissenschaftlich nicht verlässlich nachgewiesen worden.

> **!** ACHTUNG
>
> **Nebenwirkungen Ginseng und Nachtkerzenöl**
>
> Manche Ginsengpräparate können Wechselwirkungen mit anderen Arzneimitteln auslösen. Zum Beispiel wurden als Nebenwirkung Blutungen beobachtet, wenn gleichzeitig gerinnungshemmende Medikamente wie Heparin oder Marcumar eingenommen wurden.
> Bei Nachtkerzenöl wurden Wechselwirkungen mit Acetylsalicylsäure (ASS) beobachtet.

Innerlich angewandt soll Nachtkerzenöl Hormonschwankungen ausgleichen und innere Unruhe lindern. Bei trockener Haut soll es äußerlich angewendet Juckreiz lindern und die Haut geschmeidiger machen.

Phytoöstrogene

Phytoöstrogene sind sekundäre Pflanzenstoffe, die im chemischen Sinn keine Östrogene sind, aber strukturelle Ähnlichkeiten mit ihnen besitzen. Dadurch ist es diesen Stoffen möglich, sich an Östrogenrezeptoren in den Zellen zu binden. So können sie sowohl eine östrogene Wirkung erzielen als auch eine antiöstrogene, weil Östrogene weniger Andockstellen finden. Bei Hormonschwankungen in den Wechseljahren erscheinen beide Effekte interessant.

GUT ZU WISSEN

Einteilung von Phytoöstrogenen

Es gibt vier große Klassen von Phytoöstrogenen:

1. Isoflavone: Sie kommen zum Beispiel in Soja, Bohnen und anderen Hülsenfrüchten vor.
2. Coumestane: Sie sind etwa in Alfalfasprossen, Rotklee, Spinat, Sojaprodukten und Brokkoli enthalten.
3. Lignane: Man findet sie unter anderem in Getreide, Leinsamen, Früchten, Gemüse, Sesam, Kaffee, Tee und Wein.
4. Stilbene: Sie kommen zum Beispiel in Rhapontik-Rhabarber, Weintrauben und Erdnüssen vor.

ACHTUNG

Wirkung von Phytoöstrogenen ist nicht belegt

Insbesondere Isoflavonen wird medial viel Aufmerksamkeit geschenkt. Ihnen wird nachgesagt, eine günstige Wirkung bei Wechseljahresbeschwerden zu haben und auch vor Osteoporose (→ Seite 93) zu schützen. Diese Aussagen sind jedoch nicht ausreichend belegt.

Welche Wirkung Phytoöstrogene insgesamt haben, wird noch erforscht. Da die Datenlage zurzeit mangelhaft ist, fehlt es an Sicherheit über mögliche unerwünschte Wirkungen. In einigen Studien traten unter Phytoöstrogenen (als Nahrungsergänzungsmittel) mehr unerwünschte Wirkungen auf als in der Kontrollgruppe, die ein Placebo einnahm. Man kann sie deshalb nicht bedenkenlos empfehlen, auch weil viele Nahrungsergänzungsmittel die von der Europäischen Behörde für Lebensmittelsicherheit (EFSA) empfohlene maximale Tagesdosis für Isoflavone sowie den maximalen Einnahmezeitraum überschreiten.

WICHTIG

Phytoöstrogene bei Krebs

Bisher konnte zwar keine wissenschaftliche Arbeit eine Verbindung von phytoöstrogenreicher Ernährung mit hormonsensitiven Krebsarten oder anderen Gesundheitsproblemen nachweisen. Normale sojahaltige Lebensmittel stellen kein Problem dar, solange sie in üblichen Mengen verzehrt werden. Frauen, die an einem hormonabhängigen Brust- oder Gebärmutterkrebs erkrankt sind oder erkrankt waren, sollten dennoch auf keinen Fall isoflavonhaltige Nahrungsergänzungsmittel ohne Rücksprache mit ihrer Ärztin oder ihrem Arzt verwenden.

Eine Übersichtsarbeit aus dem Jahr 2016 mit insgesamt über 6.500 Probandinnen zeigte, dass Phytoöstrogene die Frequenz von Hitzewallungen (→ Seite 66) reduzieren konnten, aber nicht die Frequenz von Schweißausbrüchen. Für Isoflavone konnte zudem eine signifikante Reduktion von Hitzewallungen belegt werden. Bei anderen häufigen Wechseljahrbeschwerden gibt es jedoch keine wissenschaftlichen Wirknachweise für Phytoöstrogene.

Viele Frauen mit Wechseljahresbeschwerden legen große Hoffnungen in eine Ernährung, die viele Phytoöstrogene enthält, sicher auch verstärkt durch Berichte aus Japan und anderen asiatischen Ländern. Dort sind Sojaprodukte ein fester Bestandteil der Ernährung. Untersuchungen zeigen, dass Menschen in Europa durchschnittlich nur ein bis zwölf Milligramm Isoflavone pro Tag zu sich nehmen, Menschen in Südkorea, China und Japan dagegen 15 bis 40 Milligramm.

Dieser Unterschied wird mit einer niedrigeren Rate an Hitzewallungen von menopausalen Frauen in asiatischen Regionen in Verbindung gebracht. Es ist jedoch unklar, ob dies tatsächlich an der höheren Zufuhr dieser sekundären Pflanzenstoffe liegt oder ob andere Bestandteile der Ernährung ebenfalls eine Rolle spielen. Denn viele Menschen, die darauf achten, viele Phytoöstrogene zu sich zu nehmen, essen automatisch mehr Gemüse und Vollkornprodukte. Eine solche Ernährungsumstellung wirkt sich insgesamt positiv auf die Gesundheit aus und es ist schwierig, die Effekte einzelner Inhaltsstoffe sauber voneinander zu trennen. Asiatinnen könnten zudem auch von einer genetisch bedingten Fähigkeit profitieren, die es ihnen erlaubt, Phytoöstrogene leichter zu verstoffwechseln. Nicht zuletzt könnte die niedrigere Rate an Hitzewallungen auch kulturelle Gründe haben, denn die Wechseljahre werden in unterschiedlichen Kulturen unterschiedlich bewertet.

Hormontherapie

Für einige Beschwerden, die in den Wechseljahren häufig auftreten, empfehlen medizinische Leitlinien eine Hormontherapie. Bei einer Hormontherapie werden weibliche Sexualhormone, die im Zuge der Wechseljahre abnehmen, als ein Medikament eingenommen. Ergebnisse aus klinischen Studien zeigen, dass die Zufuhr von Östrogenen und anderen Hormonen manche Beschwerden lindern kann. Bei der Entscheidung für oder gegen eine Hormonbehandlung geht man im Prinzip genauso vor wie bei anderen Medikamenten oder Behandlungen: Mögliche unerwünschte Wirkungen werden in den Abwägungsprozess mit einbezogen. Und während es für viele Behandlungen, die bei Wechseljahresbeschwerden angepriesen werden, nur eine dürftige Datengrundlage gibt (wenn überhaupt), sind die Vor- und Nachteile von Hormonpräparaten relativ gut untersucht. Wägen Sie also im Gespräch mit

HINTERGRUND

Hormontherapie versus Hormonersatztherapie

Früher wurde die Behandlung mit Hormonen Hormonersatztherapie (HET, HRT) genannt. Man verfolgte damit einen anderen Ansatz als heute mit der Hormontherapie. Die HET sollte sozusagen fehlende Hormone ersetzen. Deshalb nahmen sie viele Frauen während und nach den Wechseljahren – zum Teil über Jahre. Mit Nebenwirkungen rechnete man kaum, da man davon ausging, dass man dem Körper damit nur etwas zurückgab, was vorher schon vorhanden gewesen war.

Die Vorstellung, dass Frauen nach den Wechseljahren in einer Art hormonellem Mangelzustand leben, ist jedoch ein Irrtum. Die Hormonumstellung im Laufe des Alterungsprozesses ist schließlich ein natürlicher Vorgang. Deshalb wird die Hormonzufuhr heute nicht mehr als Ersatz für einen Mangel gesehen und die Hormonbehandlung nicht mehr zur Vorbeugung von Krankheiten eingesetzt. Vielmehr bieten sich Hormonbehandlungen dann an, wenn die Wechseljahresbeschwerden stark sind und als sehr belastend empfunden werden.

Dieses Umdenken wirkt sich auch auf die Empfehlungen aus, wie lange Hormone genommen werden sollen. Wurde die HET eher als Langzeitbehandlung betrachtet, werden Hormone nun eher kurzzeitig verordnet – es sei denn, die Symptome lassen eine längerfristige Einnahme sinnvoll erscheinen.

Ihrer Ärztin oder Ihrem Arzt die Vor- und Nachteile einer Hormonbehandlung für sich und Ihre Situation ab. Bestehen Sie auf Informationen, die Ihnen eine solche Abwägung erlauben. Wenn Sie sich für eine Hormonbehandlung entscheiden, sollte sie so kurz und so niedrig dosiert wie möglich erfolgen.

Hormonpräparate

Hormone werden in verschiedenen Zusammensetzungen verabreicht:

- → Wenn die Präparate nur Östrogene enthalten, bezeichnet man das als Monotherapie. Sie ist für Frauen, denen die Gebärmutter entfernt wurde, die bevorzugte Wahl.
- → Eine Kombination aus Östrogen und Gestagen (Progesteron) ist für die meisten anderen Situationen geeigneter als eine Monotherapie. Dafür stehen Kombinationspräparate zur Verfügung. Die Hormone können aber auch zyklisch genommen werden: eine Phase mit Östrogen wechselt sich mit einer Phase mit Gestagen ab.
- → Präparate mit Testosteron. Sie werden in der Regel als Rezeptur in der Apotheke hergestellt.
- → Präparate mit dem Prohormon DHEA (Dehydroepiandrosteron).
- → Präparate mit dem künstlichen Hormon Tibolon, das sowohl gestagenartige als auch östrogenartige Wirkungen hat. Es wird in Deutschland nur selten verschrieben, weil die Kombinationsbehandlung wirksamer ist und weniger Nebenwirkungen hat. Tibolon ist für Frauen, die an Brustkrebs erkrankt waren oder älter als 60 Jahre alt sind, nicht empfohlen.

Hormonpräparate, die im ganzen Körper wirksam sind, gibt es als:

- → Pflaster
- → Nasenspray
- → Tabletten oder Kapseln
- → Injektionslösung

Es gibt auch Hormonpräparate, die lokal angewendet werden. Bei dieser Lokalbehandlung wird meist auf Gestagen verzichtet. Die Präparate sind verfügbar als:

- → Cremes
- → Zäpfchen
- → Vaginalring

Was sind Gestagene?

Gestagene sind künstlich hergestellte Gelbkörperhormone, die in ihrer Wirkung dem körpereigenen Progesteron ähneln. Die meisten Wirkungen von Gestagen beruhen auf dem Zusammenspiel mit Östrogen. Das Verhältnis zwischen Östrogen und Gestagen ist für die Wirkung entscheidend.

Der Gestagenanteil in den Kombinationspräparaten soll vor einer wichtigen Nebenwirkung der Monotherapie schützen: Wucherungen an der Gebärmutterschleimhaut. Aus ihnen kann im ungünstigen Fall Endometrium- oder Gebärmutterkörperkrebs entstehen.

Es gibt einige Studien, die die Wirkungen von kurzfristigen Hormonbehandlungen mit Östrogenen oder Östrogen-Gestagen-Präparaten untersucht haben. Sie dauerten im Schnitt 14 Monate. Obwohl die Teilnehmerinnen der Studien die Hormone nur oral zu sich nahmen, sind andere Darreichungsformen, wie zum Beispiel Pflaster, vermutlich ebenfalls wirksam.

Hormonbehandlungen können nicht nur bei häufigen Wechseljahresproblemen, sondern auch bei weiteren Beschwerden, die im Laufe des Älterwerdens eine größere Rolle spielen, sinnvoll sein, zum Beispiel bei Osteoporose (→ Seite 93). Lokal angewendet können sie auch bei Gewebeveränderungen an Vulva und Vagina (→ Seite 79) helfen. Jüngere Studien zeigen ein geringeres Risiko für Darmkrebs und Diabetes unter der Hormonbehandlung mit Östrogen und Gestagen an, das jedoch nur so lange anhält, wie die Hormone genommen werden.

Risiken der Hormonbehandlung

Hormonbehandlungen sind bei vielen Beschwerden sehr wirksam, bergen aber auch Risiken. Eine Zeitlang wurden Hormonbehandlungen sehr kritisch gesehen. Die Kritik ging auf eine große Studie aus dem Jahr 2002 zurück. Inzwischen liegen neuere Studienergebnisse vor, die eine wesentlich differenzierte Einschätzung erlauben und es wird klar: Viele Frauen profitieren von einer Hormonbehandlung – auch, weil die Hormondosis individueller ermittelt werden kann als früher. Insbesondere die Möglichkeit, bioidentische Hormone einzusetzen, verringert die Bedenken gegenüber der Hormontherapie. Etwa 20 Prozent der Frauen vor dem 61. Lebensjahr können von Hormonbe-

! ACHTUNG

Wann auf eine Hormonbehandlung verzichten?

Eine Hormonbehandlung wird nicht empfohlen für Frauen mit einem erhöhten Risiko für Herz-Kreislauf-Erkrankungen und Schlaganfälle, zum Beispiel bei hohem Blutdruck in Kombination mit anderen Faktoren. Frauen, die Brustkrebs haben oder hatten, sollen ebenfalls nicht mit Hormonen behandelt werden, ebenso wenig wie Frauen, die eine vorzeitige oder verfrühte Menopause erleben, die also ihre letzte Blutung vor dem 40. beziehungsweise vor dem 45. Geburtstag hatten.

handlungen profitieren – so groß ist auch etwa der Anteil der Frauen, die in den frühen Wechseljahren mittelschwere bis schwere Beschwerden haben.

Bioidentische Hormone

In den vergangenen Jahren wird viel über bioidentische Hormone berichtet. Dabei handelt es sich um Wirkstoffe, die den Hormonen, die der Körper selbst herstellt, strukturell und funktionell gleichen. Sie werden aus pflanzlichen Ausgangsstoffen, wie zum Beispiel Soja und Yamswurzeln, halbsynthetisch erzeugt. Diese Hormone finden sich unter anderem in konventionellen Hormonpräparaten, werden aber auch als individuelle Rezepturen in der Apotheke hergestellt.

Bioidentische Hormone werden oft mit der Aussage beworben, natürlicher und schonender zu sein als synthetisch hergestellte Hormone. Doch bisher fehlen wissenschaftliche Belege dafür. Dazu kommt, dass sich die Fachwelt nicht einig ist, wie sicher die Gabe von bioidentischen Hormonen ist, weil die Rezepturen weniger streng und oft sogar gar nicht kontrolliert werden – anders als Fertigpräparate. Zudem gibt es offene Fragen dazu, ob Gestagene und Östrogene im gewünschten Verhältnis zusammenwirken können, wenn eine Komponente über die Haut verabreicht wird und die andere nicht.

Individuell hergestellte Rezepturen, die nach einer vorhergehenden Blutuntersuchung verordnet werden, sind vermutlich auch deshalb beliebt, weil Frauen so das Gefühl bekommen, sie werden mit einem auf ihren Körper zugeschnittenen Medikament versorgt. Dass der Beipackzettel bei diesem Herstellungsprozess fehlt, trägt wahrscheinlich ebenfalls dazu bei, dass bioidentische Hormone als schonendere Alternative wahrgenommen werden.

Auch wenn der entspanntere Umgang mit Hormontherapien für Frauen mit Wechseljahresbeschwerden begrüßenswert ist, sollte man nicht vergessen, mögliche Nachteile der Behandlung in den Blick zu nehmen. Manche Risiken nehmen bereits kurz nach Beginn der Therapie zu, andere steigen langsam an und zeigen sich erst nach einer gewissen Dauer. Vor allem langfristige Östrogen-Gestagen-Behandlungen, die über den Zeitpunkt der letzten Blutung hinaus andauern, können das Risiko für einige Erkrankungen erhöhen.

HINTERGRUND

Diskussion um die WHI-Studie

Die Women's Health Initiative Study (WHI) war eine groß angelegte Studienserie in den USA, an der ab 1993 über 160.000 Frauen in über 40 Studienzentren teilnahmen. Damit ist sie die größte Untersuchung dieser Art.

Ziel der Studien war, die gesundheitlichen Probleme älterer Frauen besser zu verstehen, vor allem Herz-Kreislauf-Erkrankungen, Krebs und Osteoporose. Etwas mehr als ein Drittel der Probandinnen nahmen an einer klinischen Untersuchung teil, für die sie zufällig in zwei Gruppen unterteilt wurden. Die eine Gruppe bekam eine Östrogen-Gestagen-Behandlung, die andere ein Placebo. Beim Rest der Teilnehmerinnen wurde einfach der Gesundheitszustand über eine längere Zeit beobachtet. Die klinischen Untersuchungen fanden zahlreiche Risikofaktoren für Brustkrebs, etwa Rauchen (auch passiv), zu viel Alkohol und die Behandlung mit Östrogen und Gestagen. Dagegen zeigte sich kein Nutzen der Hormonbehandlung in Bezug auf das Risiko für Herz-Kreislauf-Erkrankungen.

Nachdem die Effekte der Hormonbehandlungen fünf Jahre lang untersucht worden waren, stoppten die Verantwortlichen 2002 diesen Teil der Studie aus ethischen Gründen: Die Risikoerhöhung für Brustkrebs war zu groß. Das ist der Hauptgrund, warum die Studie so berühmt wurde und daraufhin alle Hormonbehandlungen in Verruf gerieten.

Die Studie wird von einigen Fachleuten dafür kritisiert, dass das Durchschnittsalter der teilnehmenden Frauen 63 Jahre betrug. Wechseljahresbeschwerden werden in der Regel 10 bis 15 Jahre früher mit Hormonen behandelt. Außerdem wird beanstandet, dass der wichtigste Behandlungsgrund mit Hormonen, die Linderung von Symptomen, in der Studie nicht erfasst wurde. Allerdings wurden zum Zeitpunkt der Studie viele Frauen in der Postmenopause über viele Jahre mit Hormonen behandelt – im Glauben, man könne dadurch etwa Herz-Kreislauf-Erkrankungen oder Osteoporose vorbeugen. Die WHI-Studie brachte Klarheit zu dieser Verschreibungspraxis.

Die Daten aus der folgenden Tabelle basieren zum größten Teil auf Ergebnissen aus der Women's Health Initiative Study (WHI). Nach acht Jahren mit einer Östrogen-Gestagen-Behandlung zeigten sich in der WHI folgende Nachteile.

Erkrankungshäufigkeit mit und ohne Östrogen-Gestagen-Behandlung

ERKRANKUNG	HÄUFIGKEIT BEI ÖSTROGEN-GESTAGEN-BEHANDLUNG	HÄUFIGKEIT OHNE HORMONBEHANDLUNG (PLACEBO)	EINEN NACHTEIL HATTEN
Thromboembolie	25 von 1000 Frauen	15 von 1000 Frauen	10 von 1000 Frauen
Schlaganfall	19 von 1000 Frauen	14 von 1000 Frauen	5 von 1000 Frauen
Brustkrebs	33 von 1000 Frauen	26 von 1000 Frauen	7 von 1000 Frauen

Jüngere Studien kommen zum Teil zu anderen Zahlen, wonach neun statt sieben Frauen ein erhöhtes Brustkrebsrisiko durch die Einnahme von Östrogen und Gestagen haben. Außerdem weisen sie darauf hin, dass in den ersten beiden Jahren nach Beginn der Behandlung das Risiko für Thromboembolien und Schlaganfälle am höchsten ist und danach wieder sinkt – aber leicht erhöht bleibt, solange die Hormone eingenommen werden. Weiterhin kann das Risiko für Gallenblasenentzündungen, Demenz und Harnwegsprobleme (Inkontinenz) (→ Seite 73) erhöht sein.

→ TIPP Hormonbehandlungen

Es gibt im Moment noch keine klare Antwort auf die Frage, was passiert, wenn man die Hormone wieder absetzt. In Studien zeigte sich, dass mehr als die Hälfte der Frauen nach dem Absetzen wieder mehr Hitzewallungen und Schweißausbrüche hatte. Vor allem das abrupte Absetzen kann zu mehr Symptomen führen.

Sie sollten mit Ihrer Ärztin oder Ihrem Arzt besprechen, dass die Hormone so niedrig wie möglich dosiert werden, sodass die Beschwerden zwar noch spürbar sind, aber nicht mehr so stark belasten. So können Sie mitbekommen, wann die Symptome nachlassen und die Präparate in ärztlicher Absprache noch niedriger dosieren oder absetzen. Das kann leider dadurch erschwert sein, dass in Deutschland keine Fertigpräparate zur oralen Einnahme in ultraniedrigen Dosierungen erhältlich sind.

Eine Lösung können Östrogengele sein, die auf die Haut aufgetragen werden und individuell dosierbar sind.
Grundsätzlich gilt für Hormonbehandlungen, dass sie so kurz wie möglich dauern sollten, weil sich das Risiko für manche Krankheiten durch die Behandlung nach circa einem Jahr erhöht, das gilt vor allem für Brustkrebs.
Der günstigste Zeitraum für Hormonbehandlungen scheint vor dem 60. Geburtstag beziehungsweise innerhalb der ersten zehn Jahre nach der letzten Menstruation zu liegen. In diesem Zeitraum wurde das geringste Risiko für Nebenwirkungen und die größte Chance auf einen Nutzen der Behandlung festgestellt. Frauen nach dem 65. Geburtstag sollten keine Hormonbehandlung mehr bekommen.
Fragen Sie Ihre Ärztin oder Ihren Arzt nach den Vor- und Nachteilen unterschiedlicher Darreichungsformen. Bei der oralen Einnahme von Hormonen kann das Risiko für bestimmte Nebenwirkungen höher sein als bei anderen Formen.
Falls Sie bioidentische Hormone in Betracht ziehen, fragen Sie am besten vorher bei Ihrer Krankenkasse nach, ob sie die Kosten dafür übernimmt. Die Kosten für Fertigpräparate werden von den Krankenkassen bezahlt, bei individuell hergestellten Rezepturen kann das anders sein.

Körperliche Wechseljahresbeschwerden

Hitzewallungen

> „Die Hitze überfällt mich oft in sowieso schon anstrengenden Situationen – oder wenn ich mich gerade entspannen will, zum Beispiel mit Freundinnen im Café. Ich kriege dann rote Flecken am Hals, der Schweiß bricht aus und ich fühle mich danach total fertig und fange an zu frieren.“

Hitzewallungen treten auf, wenn das Gehirn annimmt, dem Körper sei heiß, obwohl es gar nicht so ist. Die Kontrolle der Körpertemperatur findet in einer Hirnregion namens Hypothalamus statt. Dabei arbeiten verschiedene Hormone und neuronale Botenstoffe zusammen und halten so die Körpertemperatur in einem bestimmten Bereich. Wie genau vasomotorische Symptome wie Hitzewallungen und Schweißausbrüche entstehen, ist noch nicht gut verstanden. Es liegt aber wahrscheinlich nicht am Östrogenspiegel selbst, sondern eher an dem Effekt, dass es im Vergleich zu einer Phase, in der eine bestimmte Menge an Östrogen verfügbar war, nun weniger Östrogen gibt. Das Problem ist also der relative Mangel, nicht der absolute.

Je stärker und plötzlicher der Östrogenabfall auftritt, desto eher treten Hitzewallungen auf. Deshalb haben Frauen, die eine Gebärmutterentfernung vor den Wechseljahren erleben, im Vergleich mehr und stärkere Hitzewallungen als Frauen, deren Östrogenspiegel im Laufe der Wechseljahre langsam abnimmt. Man nimmt an, dass auch das Follikelstimulierende Hormon (FSH), das in der Hypophyse gebildet wird, eine Rolle bei der Entstehung von Hitzewallungen spielt.

Ohne ausreichende Östrogenlevel wird das System der Temperaturkontrolle sehr empfindlich gegenüber leichtesten Temperaturunterschieden und kann dann schnell überreagieren. In der Folge weiten sich die Blutgefäße und mehr Blut wird in die Körperoberfläche geschickt, um den vermeintlich erhitzten Körper abzukühlen. Vor allem Gesicht, Nacken, Oberkörper und Arme röten sich und der Herzschlag nimmt zu. Gleichzeitig gelangt weniger Blut ins Gehirn. Das Ganze kann zwei bis vier Minuten dauern und durch Angstgefühle begleitet werden. Danach tritt häufig Frösteln auf. Manche Frauen beginnen dann zu zittern.

Das klingt nicht nur anstrengend – das ist es auch. Hitzewallungen treten nicht gleichmäßig über den Tag verteilt auf, sondern mehren sich ab der Mittagszeit. Wenn sie auch nachts vorkommen, können sie den Schlaf empfindlich stören.

Doch Hitzewallungen sind mehr als nur eine lästige Erscheinung: Frauen mit mittelstarken bis starken Hitzewallungen haben auch ein erhöhtes Risiko für Herz-Kreislauf-Erkrankungen und Schlaganfälle. Sie sollten deshalb ihre Herzgesundheit regelmäßig kontrollieren lassen, ihren Blutdruck im Auge behalten und ihr Risiko für Diabetes senken, zum Beispiel durch regelmäßige Bewegung (→ Seite 123) und bewusste Ernährung (→ Seite 145).

GUT ZU WISSEN

Hitzewallungen

Früher ging man davon aus, dass Hitzewallungen um den Zeitpunkt der letzten Blutung auftreten und etwa zwei Jahre anhalten. Inzwischen weiß man, dass sie bereits in der Prämenopause auftreten und bis zu sieben Jahre lang anhalten können.

Laut einer US-amerikanischen Studie gibt es vier Muster für Hitzewallungen:

- Sie treten früh in den Wechseljahren auf und verschwinden um den Zeitpunkt der letzten Blutung.

- Sie starten spät in den Wechseljahren und halten im Durchschnitt vier Jahre rund um die letzte Blutung an.
- Es gibt wenig bis keine Hitzewallungen (circa 25 Prozent der Frauen).
- Sie starten früh in der Prämenopause, haben eine hohe Frequenz und halten bis weit nach der letzten Blutung an – bis zu elf Jahre insgesamt (circa 25 Prozent der Frauen).

CHECKLISTE

Welche Faktoren beeinflussen Hitzewallungen?

Stärke und Frequenz der Hitzewallungen können von unterschiedlichen Faktoren beeinflusst werden.

- ☐ Rauchen kann den Zeitabschnitt, in dem Hitzewallungen auftreten, verlängern.
- ☐ Stress, Depressionen und Ängste können das Risiko für Hitzewallungen erhöhen.
- ☐ Moderater Alkoholkonsum kann Hitzewallungen reduzieren, starker Konsum hat den gegenteiligen Effekt.
- ☐ Koffein, schwarzer Tee und andere koffeinhaltige Getränke können Hitzewallungen auslösen.
- ☐ Frauen mit Angststörungen haben ein erhöhtes Risiko für Hitzewallungen. Angstanfälle können sogar Hitzewallungen vortäuschen und Hitzewallungen können umgekehrt Angstanfälle auslösen.
- ☐ Armut – auch Bildungsarmut – und traumatische Kindheitserlebnisse sind mit einem erhöhten Risiko für vasomotorische Symptome assoziiert. Traumata in der Kindheit können die Gehirnstruktur so verändern, dass betroffene Menschen empfindlicher für den Prozess sind, der Hitzewallungen auszulösen scheint.
- ☐ Ethnizität kann die Dauer von Hitzewallungen beeinflussen. Laut einer US-amerikanischen Studie hatten afro-amerikanische Frauen am längsten mit Hitzewallungen zu tun (im Durchschnitt elf Jahre oder mehr), Frauen asiatischer Herkunft berichteten über eine Durchschnittsdauer von fünf bis sechs Jahren und bei Frauen lateinamerikanischer oder europäischer Herkunft lag die Dauer der Hitzewallungen zwischen diesen beiden Polen.

Circa sechs Prozent der Frauen haben laut dieser Studie jeden Tag Hitzewallungen, die meisten Frauen haben sie an einem Drittel der Tage.

Wie sehr eine Frau unter Hitzewallungen leidet, kann stark variieren. Manche Frauen fühlen sich durch sie kaum in ihrem Alltag eingeschränkt, bei anderen treten sie so häufig und so intensiv auf, dass sie die Leistungsfähigkeit massiv beeinträchtigen. Bei der Frage, ob Sie Ihre Hitzewallungen aushalten oder etwas dagegen unternehmen wollen, sollten Sie Ihren eigenen Maßstab anlegen.

Was Fachleute bei Hitzewallungen empfehlen

Frauen, die unter starken und häufigen Hitzewallungen und anderen vasomotorischen Symptomen (z. B. Schweißausbrüchen) leiden, sollen das Angebot erhalten, eine Hormontherapie (→ Seite 60) zu machen. Eine solche Therapie hat einen nachgewiesenen Nutzen. Allerdings brechen manche Frauen die Therapie vorzeitig ab, wenn sie unter Nebenwirkungen der Behandlung leiden.

Falls die Hormonbehandlung keine ausreichende Besserung der Symptome bringt, empfehlen Expertinnen Achtsamkeitstraining und kognitive Verhaltenstherapie. Das Ziel dieser Maßnahmen ist, die Lebensqualität trotz Hitzewallungen zu verbessern und die psychische Belastung, die durch Hitzewallungen entsteht, zu reduzieren. Der Nutzen von Achtsamkeitstrainings und kognitiver Verhaltenstherapie ist nachgewiesen, bei gleichzeitig sehr geringem Risiko für unerwünschte Nebenwirkungen. Manchmal kann auch abwarten eine Option sein, zum Beispiel dann, wenn die Symptome den Alltag nicht zu sehr einschränken und der Leidensdruck vertretbar ist.

Verschiedene pflanzliche Mittel könnten einen Nutzen haben, er ist aber noch nicht zweifelsfrei nachgewiesen. Bei vielen pflanzlichen Mitteln zeigte sich eine positive Tendenz in Studien im Vergleich zu einem Placebo.

Weitere Maßnahmen, die im Zusammenhang mit Hitzewallungen empfohlen werden, zeigten in Studien keinen Effekt auf Frequenz oder Stärke der Hitzewallungen. Dazu gehören Tiefenentspannung, Sport, Chinesische Kräuter und das Prohormon Dehydroepiandrosteron (DHEA, eine Vorstufe von Testosteron und Östrogen). Bei Einnahme von DHEA wurde von einer Reihe unerwünschter Wirkungen berichtet, wie zum Beispiel Akne, verstärktem Haarwuchs im Gesicht, Kontaktallergien, Empfindungsstörungen, depressive Symptome, Wadenkrämpfe, Schwindel und verstärkten Träumen.

Störungen der Sexualität

> „Ich hatte kaum noch Antrieb, auch nicht zu Dingen, die mir immer wichtig waren, und auch keine Lust mehr auf Sex. Ich dachte, ich habe eine schlimme Depression, aber ich konnte mir nicht erklären, was sie ausgelöst haben könnte. Ich hatte damit zuvor noch nie Probleme gehabt."

Frauen, die in der Prä- oder Perimenopause sind, berichten häufig über sexuelle Probleme. Zum einen können körperliche Symptome den Sex erschweren oder verhindern. Dazu gehören zum Beispiel Scheidentrockenheit oder brennende Schmerzen in der Vagina nach dem Sex. Oft geht es aber auch um nachlassendes sexuelles Verlangen. Dabei können sich körperliche Symptome natürlich darauf auswirken, wie viel Lust eine Frau auf Sex hat.

Nachlassende Libido wird aber auch ganz allgemein mit dem Älterwerden assoziiert – bei Frauen und bei Männern. Nachlassendes sexuelles Verlangen muss nicht immer als belastend empfunden werden. Oft hat es jedoch mit einem komplexen Geflecht aus Beziehungsproblemen, Selbstwertfragen, gesundheitlichen Beeinträchtigungen und soziokulturellen Aspekten zu tun. Entscheidend für den Sex, den eine Frau ab 50 hat, ist, welche Einstellung sie vor den Wechseljahren dazu hatte. Wenn sie eher wenig Freude dabei hatte, kann es schnell passieren, dass gesundheitliche Probleme dazu führen, dass sie ganz darauf verzichtet.

Es kann schwierig sein, Störungen als solche zu erkennen, weil Sexualität in unterschiedlichen Lebensphasen eine unterschiedlich große Rolle spielt. Allein an der Häufigkeit von sexuellen Begegnungen lässt sich eine Störung deshalb nicht festmachen.

Trotzdem sollte auch bei diesem Thema gelten: Was belastet, sollte zur Sprache kommen. Doch gerade, wenn es um sexuelles Verlangen und Probleme beim Sex geht, fühlen sich viele Frauen gehemmt, darüber zu sprechen.

Missverständnisse über sexuelles Verlangen

Libidoverlust wird häufig als ein Problem dargestellt, das allein die Frau betrifft. Doch immer dann, wenn die Frau in einer festen Partnerschaft lebt, ist der Partner oder die Partnerin ebenso davon betroffen. Dynamiken in der Partnerschaft können sowohl dazu beitragen, dass Sex zu einem Problem wird, als auch davon beeinflusst werden, dass Sex ein Problem geworden ist.

Eine Rolle spielt dabei das Bild, das wir uns von sexuellem Verlangen machen. Gemeinhin denken wir, sexuelles Verlangen ist entweder da oder nicht. Dabei kann Lust auf Sex zwei verschiedene Dinge meinen. Entweder, dass man Lust darauf hat, die Initiative zu ergreifen oder dass man offen dafür ist, sich sexuell erregen zu lassen.

Spontane Lust auf Sex, die zu körperlicher Erregung und Orgasmen führt, wird häufig als der normale Weg zum Sex beschrieben. Nicht regelmäßig die Initiative zum Sex zu ergreifen, ist jedoch für sich genommen noch keine sexuelle Störung. Häufig ist jedoch genau das damit gemeint, wenn von sexueller Störung gesprochen wird: Die spontane Lust auf Sex ist weg.

Die Glorifizierung von spontaner Lust hat viel damit zu tun, dass in der medizinischen Forschung Männer überrepräsentiert waren und männliche Formen, Sexualität zu leben, lange verallgemeinert wurden. Dabei passt diese Vorstellung von „normal" auch längst nicht auf jeden Mann: Es ist ein Mythos, dass alle Männer immer wollen und immer können und den ganzen Tag an nichts anderes denken.

Sexuelles Verlangen ist sehr viel komplexer, wie die Psychiaterin Rosemary Basson betont. Sie entwarf im Jahr 2020 ein neues Modell für sexuelles Verlangen. Demnach entsteht Verlangen oft erst, nachdem jemand körperlich erregt ist. Um Sex zu haben, ist es also nicht nötig, spontan Lust zu empfinden. Lust kann auch durch Situationen geweckt werden, die gar nicht sexuell aufgeladen sind, sondern in denen man sich getröstet, gesehen oder auf andere Weise geliebt fühlt.

Wichtig zu wissen ist, dass sexuelle Störungen im Verlauf der Wechseljahre häufiger vorkommen als in der Zeit davor. Das heißt aber nicht, dass Probleme beim Sex als normal gelten sollten, nur weil ein Mensch älter wird. Es kann sehr belastend für das Selbstwertgefühl und die Paarbeziehung sein, wenn ein Partner die Lust verliert – egal aus welchem Grund. Darüber zu sprechen kann entlastend wirken. Dabei hilft es, das Problem möglichst präzise zu beschreiben.

Es ist nicht ungewöhnlich, dass ein älter werdender Körper nicht mehr so wie in jungen Jahren auf Stimulierung reagiert, länger braucht, um erregt zu sein oder eine neue Art der Stimulierung besser funktioniert. Außerdem kann es schwieriger sein, zum Orgasmus zu kommen. So wie die Sehkraft nachlässt, können auch andere Körperfunktionen nachlassen, wenn der Zahn der Zeit an Gefäßen, neuronalen Verschaltungen und Muskeln nagt.

Was ist mit Störung des sexuellen Verlangens gemeint?

Gemäß dem Modell von Rosemary Basson müssen drei der folgenden Kriterien erfüllt sein, um eine Störung des sexuellen Verlangens festzustellen:

- → Reduzierte oder nicht vorhandene Lust auf Sex
- → Reduzierte oder nicht vorhandene Fantasien über Sex oder Gedanken an Sex

- Reduzierte oder nicht vorhandene Initiation *und* Bereitschaft zu sexueller Aktivität
- Reduziertes oder nicht vorhandenes Empfinden von Vergnügen beim Sex
- Reduziertes Verlangen nach Sex bei sexueller Stimulation oder sexuellen Reizen
- Reduzierte oder nicht vorhandene körperliche Reaktion auf sexuelle Reize beziehungsweise Stimulation

Was Fachleute bei sexuellen Störungen empfehlen

Es ist eine gute Idee, auf die Suche nach möglichen Ursachen zu gehen und diese nüchtern zu analysieren. Liegt es an der Beziehung? Liegt es an psychischen Belastungen, wie zum Beispiel chronischem Stress, finanziellen Problemen oder einem geringen Selbstwertgefühl? Hat es mit körperlichen Veränderungen zu tun, die auch die Psyche belasten? Oder gibt es gesundheitliche Gründe, wie zum Beispiel Schmerzen oder bestimmte Medikamente? Es kann natürlich auch eine Kombination aus mehreren Ursachen vorliegen.

Wenn die Leichtigkeit und Freude beim Sex verloren gegangen sind, liegt die Lösung meist nicht in einer einzigen Maßnahme. Eine Pille für mehr Lust wird es vermutlich nie geben. Vielversprechender ist es, Zeit zu investieren und sich – möglichst unverkrampft – damit zu beschäftigen, was Ihnen Freude bereitet. Bücher, Filme oder Apps können Sie auf neue Ideen bringen. Falls Sie so nicht weiterkommen, kann es hilfreich sein, mit einer Psycho- oder Sexualtherapeutin über Ihre Schwierigkeiten zu sprechen.

→ TIPP Geduld und Neugier kultivieren

Gestehen Sie sich Zeit zu. Die brauchen Sie, um sich an körperliche Veränderungen zu gewöhnen, über Lösungen nachzudenken und sie auszuprobieren. Umbruchphasen sind meist eine gute Zeit, neugierig auf Neues zu sein – andere Sexualpraktiken, Sexspielzeuge oder Rituale zum Beispiel. Manchmal ist es aber auch okay, einfach eine Sex-Pause einzulegen – und sich in der Partnerschaft darüber abzustimmen. Erwartungen spielen eine große Rolle. Wenn Sie davon überzeugt sind, dass im Alter alles schlechter wird und Sie aus Resignation bereit sind, den Verlust an sexueller Freude wohl oder übel hinzunehmen, kann das dazu beitragen, dass sich Ihre Erwartungen auch genau so erfüllen. Was ändert sich, wenn Sie sich vorstellen, wie ein erfülltes Sexleben für Sie aussieht? Und was, wenn Sie überlegen, in welcher Hinsicht Sie selbst dazu beitragen können, dass sich Ihre Wünsche erfüllen?

Darüber hinaus kann womöglich ein Gespräch mit Ihrer Frauenärztin bei der Frage helfen, ob eine Hormontherapie (→ Seite 60) eine Behandlungsmöglichkeit sein könnte. Es gibt keinen eindeutigen Beleg dafür, dass veränderte Östrogen- oder Testosteronkonzentrationen für Sexualstörungen sorgen, aber laut medizinischen Leitlinien kann es hilfreich sein, Testosteron zuzuführen. Die Datenlage reicht nicht aus, um zu beurteilen, ob eine Einnahme in der Prä- und Perimenopause sexuelles Verlangen steigert. Manchen postmenopausalen Frauen aber könnte Testosteron durchaus helfen.

Allerdings gibt es kein fertiges Testosteronpräparat, das eine angemessene Dosis für Frauen enthält, deshalb müssen diese Präparate nach Maßgabe des behandelnden Arztes in der Apotheke hergestellt werden.

Viele Frauen schwören auch auf DHEA, ein Prohormon, aus dem der Körper Östrogen oder Testosteron bilden kann. Doch die Datenlage erlaubt im Moment keine Empfehlung – ganz im Gegenteil: Es gibt einige Nebenwirkungen, die oft zu wenig zur Sprache kommen. DHEA sollte deshalb nur unter ärztlicher Aufsicht genommen werden.

! ACHTUNG

Nebenwirkungen Testosteron

Es wurde eine Reihe von unerwünschten Wirkungen nach der Einnahme von Testosteron beschrieben, wenn Testosteronpräparate über einen längeren Zeitraum eingenommen wurden. Dazu gehören Herzprobleme und einige Krebsarten, wie zum Beispiel Brustkrebs. Es wird daher empfohlen, Testosteron nicht länger als 12 bis 24 Wochen anzuwenden.

Harnwegsprobleme

„Eine Blasenentzündung nach der nächsten! Ein normaler Alltag war kaum noch möglich. Und ständig musste ich Antibiotika nehmen."

Viele Frauen bekommen irgendwann Probleme mit den Harnwegen, wenn sie älter werden. Die Wechseljahre sind ein Startpunkt dafür. Das heißt aber nicht, dass Harnwegsprobleme normalisiert werden sollten, es heißt nur, dass es keine Überraschung ist, wenn sich Blase oder Harnleiter jetzt häufiger entzünden als früher, der Harndrang zunimmt oder wenn Sie Urin schlechter halten können, zum Beispiel beim Husten. Auch für diese Problemfamilie gilt: Aus

Scham darüber zu schweigen, wird wahrscheinlich nichts besser machen – im Gegenteil.

Schwierig ist, dass manche Ärztinnen und Ärzte der Meinung sind, es handele sich bei all dem um normale Alterserscheinungen. Aber nur, weil etwas häufig ist, heißt das nicht, dass Sie das Leiden, das daraus entsteht, mehr oder weniger verzweifelt hinnehmen müssen. Schließlich kann die Lebensqualität enorm darunter leiden, wenn Sie aus Sorge vor unkontrolliertem Urinverlust am liebsten nur noch zu Hause und in der Nähe einer Toilette bleiben.

Viele Frauen, die in die Wechseljahre kommen, sind nicht auf diese Probleme vorbereitet, weil weder die Medien regelmäßig darüber berichten, noch im Freundinnenkreis darüber geredet wird. Das laute Schweigen hat sicher damit zu tun, dass Frauen nicht in den Verdacht geraten wollen, „schmutzig" zu sein.

Kulturell wird Weiblichkeit stark mit Reinheit und Jungfräulichkeit assoziiert. Frauen haben – häufig unbewusst – große Sorge, dass sie als nicht weiblich genug wahrgenommen werden, wenn sie das „Reinheitsgebot" und die damit verbundene Ästhetik nicht erfüllen. Unkontrolliert Urin zu verlieren, treibt die Sorge an, andere könnten dieses Problem womöglich riechen. Uringeruch und würdevolles Altern empfinden viele als Widerspruch. Aus diesem Grund Vorlagen oder Inkontinenzunterwäsche tragen zu müssen, wird als enorme Kränkung wahrgenommen und kann das Selbstbild nachhaltig verändern.

Unter diesen Vorzeichen ist es kein Wunder, wenn Probleme rund um die Blasengesundheit mit einem starken Tabu belegt sind. Vor allem dann, wenn die Angst auftaucht, diese Probleme könnten von nun an nur noch schlimmer werden. Dabei gibt es durchaus viele Möglichkeiten, gegenzusteuern. Wichtig ist allerdings, dass man möglichst frühzeitig damit beginnt.

GUT ZU WISSEN

Was ist Inkontinenz?

Inkontinenz ist der Fachbegriff dafür, wenn jemand Urin (oder Stuhl) nicht willentlich zurückhalten kann. Es gibt unterschiedliche Formen von Harninkontinenz.

Stress- oder Belastungsinkontinenz

Wenn der Druck in der Blase zu hoch wird, kann es durch Auslöser wie Niesen, Husten, Laufen oder Hüpfen zu einem ungewollten Verlust von Urin kommen. In schweren Fällen kann das auch schon beim Wechsel der Körperhaltung passieren, zum Beispiel beim Aufstehen am Morgen. Grund dafür ist entweder eine Schwäche der Beckenbodenmuskulatur oder eine Schwäche des Blasenschließmuskels. Diese Form betrifft vor allem Frauen, die schwanger sind oder Kinder geboren haben.

Überaktive Blase

Diese Form betrifft vor allem ältere Menschen. Sie ist durch einen vermehrten, nicht unterdrückbaren Drang zum Wasserlassen gekennzeichnet. Dabei unterscheidet man eine trockene Form (man schafft es noch rechtzeitig zur Toilette) von einer nassen (man schafft es nicht mehr rechtzeitig zur Toilette). Die Gründe für eine überaktive Blase sind vielfältig und reichen von häufigen Harnwegsinfektionen über Östrogenmangel nach den Wechseljahren bis zu Blasentumoren oder neurologischen Erkrankungen. Manchmal lässt sich auch keine genaue Ursache ausmachen, dann kann es an winzigen Strukturveränderungen im Blasengewebe liegen.

Überlaufinkontinenz

Bei dieser Form fließt Urin einfach ab, wenn die Blase zu voll wird. Auslöser dafür kann eine schwache Blasenmuskulatur sein oder ein Blockieren der Harnröhre, zum Beispiel durch Tumore oder Harnsteine. Eine Schwäche der Blasenmuskulatur kann beispielsweise durch Diabetes ausgelöst werden, wenn dadurch die Nerven Schaden nehmen, die die Blasenmuskulatur versorgen.

Reflexinkontinenz

Diese Form betrifft vor allem Menschen mit neurologischen Erkrankungen, die aufgrund von Nervenschädigungen nicht rechtzeitig wahrnehmen, wann ihre Blase gefüllt ist.

Häufige Harnwegsinfektionen

Frauen in den Wechseljahren haben ein höheres Risiko für wiederkehrende Harnwegsentzündungen. Hormonveränderungen können dazu führen, dass die Muskelspannung in und rund um die Harnwege sinkt. Dazu kommt, dass durch einen niedrigeren Östrogenspiegel die Scheidenschleimhaut dünner und trockener werden kann.

Die Harnwege können sich entzünden, wenn sich Bakterien, die dort nicht hingehören, zu stark vermehren. Die üblichen Verdächtigen wandern in der Regel vom Analbereich dorthin, zum Beispiel beim Sex oder aufgrund unhygienischer Bedingungen beim Toilettengang.

→ TIPP Harnwegsinfektionen vorbeugen

Es ist möglich, durch Verhaltensänderungen die Zahl der Infektionen zu reduzieren. Folgende Maßnahmen werden dafür von Fachleuten empfohlen.

- → Wischen Sie beim Toilettengang mit dem Toilettenpapier von vorne nach hinten.
- → Gehen Sie nach dem Sex zur Toilette und spülen Sie gegebenenfalls in der

Dusche Vulva und Scheide aus. Manchmal empfehlen Ärztinnen in schweren Fällen, direkt nach dem Sex ein Einmal-Antibiotikum zu nehmen.

→ Verhütung mit spermienabtötenden Mitteln und Diaphragma kann das Risiko für Entzündungen erhöhen. Falls Sie so verhüten, können Sie Alternativen ausprobieren und schauen, ob die Zahl der Infektionen abnimmt.

→ Wenn Sie Veränderungen an der Scheidenschleimhaut (→ Seite 79) bemerken, sollten Sie mit Ihrem Arzt oder Ihrer Ärztin besprechen, welche Gegenmaßnahmen für Sie infrage kommen. Gleitmittel beim Sex zu benutzen, kann dann helfen, Beschwerden zu vermeiden.

Zur Wirkung von vielen Mitteln aus der Apotheke – vor allem zu frei verkäuflichen – gibt es oft keine ausreichenden wissenschaftlichen Belege. Zu einigen Mitteln gibt es aber positive Signale aus der Forschung:

→ Cranberrysäfte können nachgewiesenermaßen einen positiven Effekt haben. In einer Vergleichsstudie mit standardisiertem Extrakt stellte man fest: Innerhalb von drei Monaten hatten von 100 chronisch betroffenen Frauen, die Cranberry-Produkte zu sich nahmen, nur fünf eine Blasenentzündung. In der Gruppe mit dem Placebo waren es acht. Cranberry wirkt aber nur, solange es eingenommen wird und kann Magen-Darm-Probleme verursachen.

→ Einen nachgewiesenen Effekt auf die Häufigkeit der Entzündungen hat es,

GUT ZU WISSEN

Zwei Formen von Blasenentzündungen

Von einer unkomplizierten Blasenentzündung spricht man, wenn sich die Entzündung auf die Schleimhäute der unteren Harnwege beschränkt, also auf die Harnröhre und die Blase. Solche Entzündungen heilen bei 30 bis 50 von 100 betroffenen Frauen in der Regel ohne Antibiotika innerhalb von einer Woche aus. Die Krankheitsdauer lässt sich zwar mit Antibiotika verkürzen, sie sind aber nicht zwingend nötig. Unkomplizierte Blasenentzündungen sind allerdings manchmal sehr schmerzhaft und können sich zu komplizierten Blasenentzündung entwickeln. Daher stellt sich die Frage, wie sinnvoll es ist, auf Antibiotika zu verzichten. Bei komplizierten Harnwegsinfekten besteht die Gefahr, dass sich die Entzündung weiter ausbreitet, zum Beispiel auf Harnleiter, Nieren oder Nierenbecken. Das gilt es zu vermeiden.

niedrige Dosen von Antibiotika über einen längeren Zeitraum einzunehmen, also drei bis sechs Monate. Die Medikamente haben aber auch relativ viele Nebenwirkungen, zum Beispiel Pilzinfektionen in der Scheide, Hautausschläge und Verdauungsstörungen.

- Außerdem gibt es eine Impfung: StroVac. Sie enthält mehrere inaktive Bakterienstämme. Von den Krankenkassen wird sie allerdings nicht bezahlt und es ist nicht zweifelsfrei nachgewiesen, dass sie wirkt.
- Zu Kapseln, die Escherichia-Coli-Bakterienstämme enthalten (zum Beispiel Uro-Vaxom®), gibt sie zwar schwache Hinweise, dass es Blasenentzündungen verhindern können, allerdings nur in wenigen Fällen.
- D-Mannose ist ein Zucker, der in Pflanzen und auch beim Menschen vorkommt. In Laborversuchen wurde festgestellt, dass dieser Zucker Bakterien binden kann. Daraus entstand die Idee, dass dies auch im Harnwegssystem funktionieren könnte, wenn sich dort Bakterien ausbreiten. Auf die Einnahme von D-Mannose schwören viele Frauen, die unter wiederkehrenden Harnwegsinfektionen leiden. Einige Studien konnten diese Erfahrungen zwar durch gute Ergebnisse untermauern, sie überzeugten aber methodisch nicht, sodass die Frage bleibt, wie vertrauenswürdig die Ergebnisse sind. Das betrifft auch die Frage, wie häufig und schwerwiegend Nebenwirkungen von D-Mannose sind. Werbeaussagen mit Hinweis auf die Blasengesundheit sind für Nahrungsergänzungsmittel mit D-Mannose übrigens verboten.

→ TIPP Harnwegsinfektionen lindern

Für viele Hausmittel, die zum Teil seit Generationen die Runde machen, fehlen bis heute wissenschaftliche Belege. Viele klingen jedoch plausibel und es spricht nicht viel dagegen, sie auszuprobieren – auch weil sie in der Regel keinen Schaden anrichten. Dazu gehören:

- das eigene Immunsystem pflegen (→ Seite 174):
- ausreichend schlafen
- viel an der frischen Luft sein
- gesunde Ernährung
- viel Kontakt mit guten Mikroben, zum Beispiel durch frische saisonale Lebensmittel aus der Region oder dem eigenen Garten
- wenig Stress
- viel trinken: Wasser oder Kräutertee, 2 bis 3 Liter mindestens
- Füße und Harnwegsregion warm halten, zum Beispiel durch eine Wärmflasche

Die empfohlene Behandlung bei akuten Harnwegsentzündungen ist die Einnahme von Antibiotika. Wer jedoch häufig unter Infektionen leidet, sucht nach Alternativen, um nicht jedes Mal Antibiotika einnehmen zu müssen. Denn die haben auch Nebenwirkungen, wie zum Beispiel Verdauungsstörungen.

Als Alternative zur Behandlung mit Antibiotika werden auch verschiedene pflanzliche Arzneimittel empfohlen. Dazu gehören Präparate aus Bärentraubenblättern (maximal einmal im Monat nehmen), Kapuzinerkressekraut oder Meerrettichwurzel.

Blasenschwäche (Stress- oder Belastungsinkontinenz)

Frauen, die Kinder geboren haben, werden systematisch von Hebammen auf die Bedeutung von Beckenbodentraining hingewiesen. Die Zeit nach der Geburt steht ganz im Zeichen der Rückbildung. Durch das Gewicht des Kindes und die Anstrengungen unter der Geburt ist das Gewebe, das sich am unteren Ende zwischen den Beckenknochen aufspannt, häufig überdehnt. Die Muskulatur kann durch regelmäßiges Training aber wieder gestärkt werden. Dieses Training kann der häufigsten Form von Blasenschwäche in späteren Jahren vorbeugen: der Belastungsinkontinenz. Beckenbodentraining ist aber auch unabhängig davon, ob Sie Mutter geworden sind, wichtig für die Prävention von Harnwegsproblemen und Sie können jederzeit damit beginnen.

GUT ZU WISSEN

Wie häufig ist Blasenschwäche?

Die Häufigkeiten der einzelnen Formen verändern sich mit zunehmendem Alter. So sind Frauen über 60 Jahren am häufigsten von Mischformen der Inkontinenz betroffen, die reine Belastungsinkontinenz steht an zweiter Stelle, gefolgt von einer überaktiven Blase. Frauen, die mehrere vaginale Geburten durchlebt haben, haben ein höheres Risiko für eine Belastungsinkontinenz. Bis zum 75. Lebensjahr sind Frauen doppelt so häufig von einer Blasenschwäche betroffen wie Männer. In höherem Alter verschwinden die Geschlechtsunterschiede allmählich.

Meistens ist eine Blasenschwäche gut zu behandeln und heilt oft sogar vollständig aus. Wichtig ist, dass Sie nicht zu lange warten, bevor Sie sich medizinische Hilfe holen. Je schneller Sie das Problem aktiv angehen, desto höher ist die Chance, dass Sie es wieder loswerden.

→ **TIPP Was hilft bei Blasenschwäche?**

- → **Toilettentraining:** Dabei versuchen Sie, zu festgelegten Zeiten zur Toilette zu gehen und bei Harndrang so lange wie möglich Urin einzuhalten – am besten bis zum nächsten geplanten Toilettengang. So trainieren Sie den Schließmuskel des Blaseneingangs.
- → **Beckenbodentraining:** Es kann bei leichter bis mittelschwerer Blasenschwäche helfen und ist das Mittel der ersten Wahl bei Belastungsinkontinenz. Meist wird empfohlen, es unter Anleitung einer Physiotherapeutin oder eines -therapeuten durchzuführen. Tipps fürs Beckenbodentraining gibt es auch im Internet, bei vielen Krankenkassen und auch manchmal auch auf Rezept von der Frauenärztin.
- → Nach den Wechseljahren können auch östrogenhaltige Salben oder Zäpfchen verwendet werden, um eine sogenannte lokale **Östrogenisierung** zu bewirken. Diese kann einige Faktoren, die zu einer Blasenschwäche beitragen, abschwächen.
- → Es gibt Medikamente gegen Blasenschwäche, aber sie sind nicht immer wirksam und können Nebenwirkungen haben.
- → Weiterhin können Elektrostimulation, Biofeedback oder spezielle Inkontinenz-Tampons bzw. Pessare hilfreich sein.
- → Wenn alles andere nicht hilft, können Beckenboden und Harnwegsfunktionen auch durch eine Operation wieder hergestellt werden.

Gewebeveränderungen an Vulva und Vagina

„Irgendwann konnte ich kaum noch Fahrrad fahren, weil meine Vulva und Scheide so schmerzten. Sie fühlten sich total wund an und juckten. Ich bin fast verzweifelt. Sex ging da schon lange nicht mehr wegen der Schmerzen."

Ein weiteres Tabuthema: Gewebeveränderungen im Genitalbereich. In den Wechseljahren verändert sich das Gewebe zum Teil beträchtlich. Die Ursachen liegen darin, dass Östrogen fehlt, dass die Durchblutung abnimmt und dass die Kollagenproduktion zurückgeht. Kollagen ist ein Protein, das dem Gewebe unter anderem Stärke und Elastizität verleiht. Wenn es aufgrund von Wechseljahren und Alterungsprozessen abnimmt, werden Haut, Schleimhäute und Bindegewebe dünner und anfällig für kleine Verletzungen, durch die Erreger eindringen können.

Gekennzeichnet sind die Veränderungen manchmal durch eine fahlere Hautfärbung. In schweren Fällen können kleine rote Punkte unter der Haut auftreten, die anzeigen, dass es dort zu Mini-Einblutungen gekommen ist. Die Vagina kann sich außerdem verengen und verkürzen.

Durch die Gewebeveränderungen ist oft auch das Mikrobiom der Scheide in Mitleidenschaft gezogen und der pH-Wert kann sich erhöhen (von normalerweise 3,8 bis 4,5 auf 5,5). Dadurch kann sich der Geruch des Scheidensekrets verändern. Insgesamt nimmt die Produktion von Scheidensekret ab, die Scheide wird trockener und kann stark jucken. Das alles kann zu Schmerzen beim Sex beitragen (→ Seite 70).

→ TIPP Wie mit Hautveränderungen an Vulva und Scheide umgehen?

Das Wichtigste bei Gewebeveränderungen im Genitalbereich ist eine gute Hautpflege. Trockenheit und Juckreiz können das Risiko für Entzündungen und Infektionen erhöhen, auch für Harnwegsinfekte. Damit unter diesen Vorzeichen nicht jede Berührung zur Qual wird, empfehlen Fachleute folgende Maßnahmen:

- → Lokal anzuwendende Östrogencremes, Vaginalringe oder -zäpfchen sind die Mittel der ersten Wahl bei Gewebeveränderungen im Genitalbereich. Alternativ kann auch das Prohormon DHEA oral eingesetzt werden (allerdings nur als Arznei-, nicht als Nahrungsergänzungsmittel!). Diese Mittel können den Gewebeabbau aufhalten und wirken ausgleichend auf den pH-Wert. Dabei hängt die Wirkung weniger von der Dosis als von der Behandlungsdauer ab. Die Behandlung zeigt nach etwa sechs Wochen erste Resultate und entfaltet nach zwei bis drei Monaten ihre volle Wirkung.
- → Auch eine systematische Hormontherapie (→ Seite 60) kann eine Behandlungsmöglichkeit sein. Dabei werden Östrogene oral eingenommen, manchmal in Kombination mit Progesteron. Die Behandlung ist aber im Vergleich mit der lokalen Östrogenbehandlung weniger effektiv bei Gewebeveränderungen von Vulva und Scheide und hat mehr Nebenwirkungen.
- → Benutzen Sie ein Präparat zur seifenfreien Gesichtsreinigung oder eine Waschlotion für den Intimbereich mit saurem pH-Wert. Seife kann den ph-Wert der Genitalregion erhöhen und somit das Gewebe zusätzlich reizen. Außerdem kann Seife die Haut noch weiter austrocknen.

- Vermeiden Sie Feuchttücher. Sie können zwar praktisch sein, vor allem, wenn Sie mit Belastungsinkontinenz zu tun haben, aber die meisten Tücher enthalten hautreizende Zusatzstoffe, wie zum Beispiel Duftstoffe.
- Falls Sie eine Blasenschwäche haben, benutzen Sie spezielle Vorlagen. Menstruationsprodukte sind nicht geeignet, weil sie die Urinmenge meist nicht von der Oberfläche ins Innere der Binde leiten können. Ein länger anhaltender Kontakt einer bereits gereizten Vulva-Haut mit Urin kann die Haut weiter schädigen.
- Helfen Sie trockener Vulvahaut, zum Beispiel, indem Sie Kokosöl, Olivenöl oder Vaseline benutzen. Es gibt auch spezielle Pflegeprodukte, die aber meist teuer sind. Entscheiden Sie sich für Mittel, mit denen Sie sich wohlfühlen, aber seien Sie skeptisch gegenüber Produkten, die einen „guten Duft" versprechen. Sie enthalten meist Stoffe, die die Haut noch weiter reizen können.
- Vaginalgele sollen die Befeuchtung der Scheide erhöhen und sind meist gut verträglich. Es gibt sie auf Wasserbasis, Hyaluronbasis und Silikonbasis. Sollte sich nach vier Wochen keine Besserung der Trockenheit einstellen, können Sie ein Produkt mit einer anderen Gelbasis ausprobieren.
- Schneiden Sie Schamhaare, anstelle sie zu entfernen. Eine Rasur oder eine Wachsbehandlung reizt die Haut und entzieht ihr Feuchtigkeit. Außerdem können nachwachsende Haare jucken und so zum Kratzen verleiten.
- Benutzen Sie beim Sex Gleitmittel.
- Hören Sie mit dem Rauchen auf. Rauchen kann den Östrogenspiegel senken und verschlechtert die Durchblutung der Haut. So erhöht es das Risiko für Probleme im Genitalbereich.

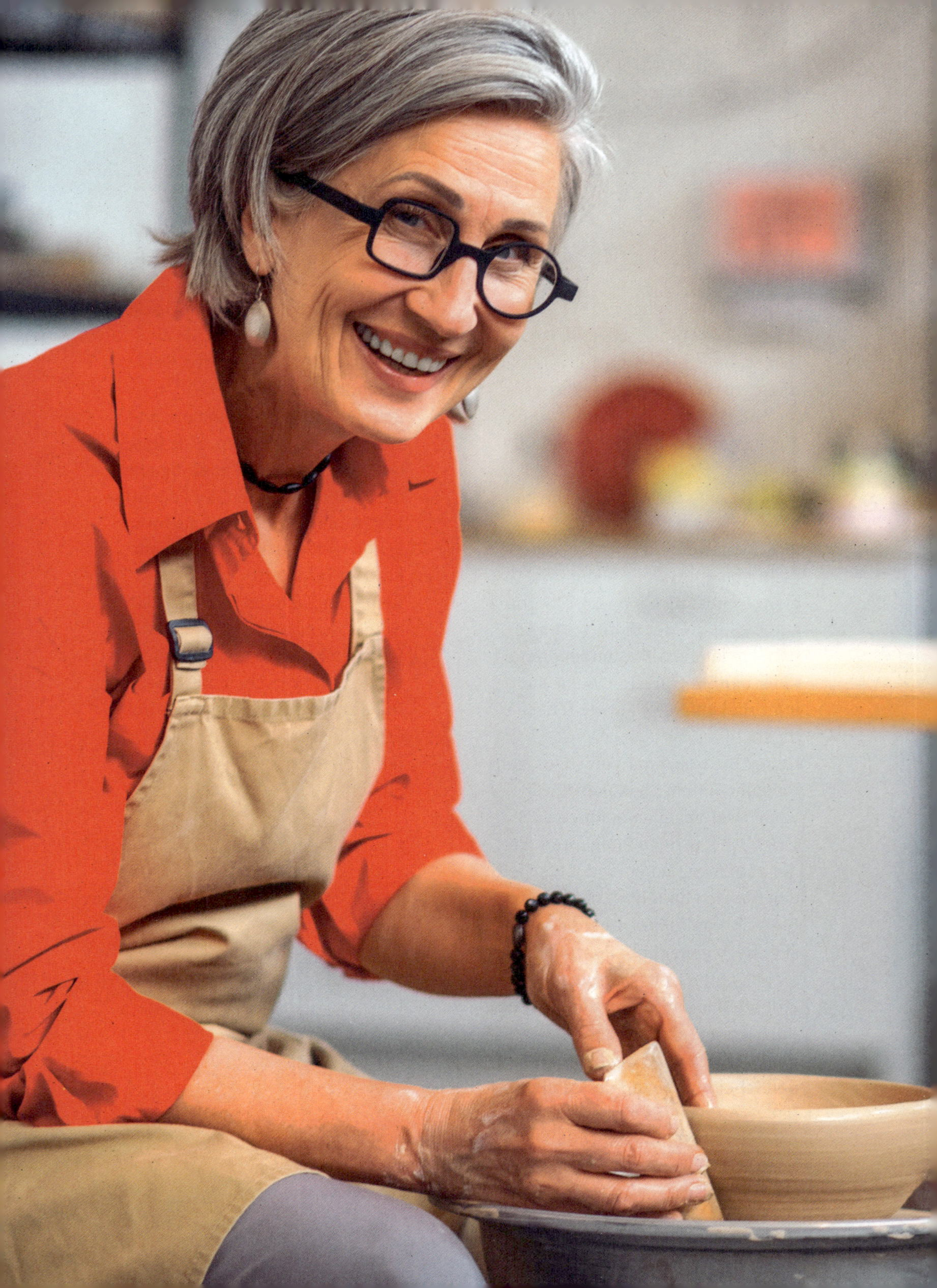

Gesund älter werden

Älterwerden und krank sein – das gehört in den Köpfen der meisten Menschen zusammen. Medizinische Fortschritte verbessern jedoch nicht nur die Chancen für erfolgreiche Behandlungen – auch die Prävention von Krankheiten kommt voran.

Trotz dieser positiven Entwicklung ist gesundes Altern für Frauen noch keine Selbstverständlichkeit.

Frauen und die Medizin

Geschlechterstereotype führen dazu, dass auch in der Medizin Beschwerden bei Frauen und Männern unterschiedlich bewertet werden. So werden Frauen bei unklaren Diagnosen öfter zum Psychologen oder zur Psychiaterin geschickt als Männer. Frauen haben häufig von Kindesbeinen an gelernt, sich nicht in den Mittelpunkt zu drängen, ihre Bedürfnisse zurückzustellen und möglichst nicht zu jammern, wenn sie Schmerzen haben. Das kann Auswirkungen darauf haben, wie Frauen über ihre Beschwerden sprechen. Frauen gelten schnell als hysterisch, ihnen wird vermittelt, dass ihre Beschwerden kein Grund zur Sorge seien oder es wird behauptet, die Beschwerden seien normal in ihrem Alter. Kurz: Eine Frau, die auf ihre Schmerzen hinweist, gilt als wehleidig. Dieses Urteil kann Ihnen, wenn es schlecht läuft, auch in einer Arztpraxis begegnen.

→ **TIPP Was tun, wenn Sie in der Arztpraxis für zu wehleidig gehalten werden?**

- Bleiben Sie hartnäckig und bestehen Sie darauf, dass mit Ihrer Wahrnehmung alles in Ordnung ist.
- Weisen Sie bestimmt, aber möglichst freundlich darauf hin, dass Sie als Patientin erwarten, ernst genommen zu werden.
- Nehmen Sie eine Begleitperson zum Gespräch mit, die für Sie eintreten kann. Diese Person könnte bei-

spielsweise bestätigen, dass Sie normalerweise nicht wehleidig sind.

- → Äußern Sie Ihre Sorge, dass etwas Wichtiges übersehen werden könnte, wenn der Arzt oder die Ärztin Sie abwimmeln will.
- → Versuchen Sie dem Arzt oder der Ärztin trotzdem mit Unvoreingenommenheit zu begegnen. Oft steckt Überlastung dahinter, wenn sich jemand abwertend verhält.
- → Machen Sie von Ihrer Wahlfreiheit Gebrauch: Suchen Sie sich eine Praxis, in der Sie sich gut aufgehoben fühlen (→ Seite 36).

Die Wissenslücke

Die US-Journalistin Maya Dusenbery beschreibt in ihrem 2018 erschienenen Buch „Doing Harm" einen weiteren wichtigen Grund, wie es zu systematischen Fehleinschätzungen von Gesundheitsproblemen bei Frauen kommt: die Wissenslücke.

Wir wissen viel weniger über Frauen- als über Männerkörper. Das hat aber nichts damit zu tun, dass weibliche Körper komplizierter wären als männliche, sondern damit, dass sie einfach weniger gut erforscht sind. Die Wissenschaft zur geschlechtsspezifischen Medizin macht zwar inzwischen gute Fortschritte, aber einige Probleme halten sich hartnäckig.

Die Medikamentenforschung hinkt zum Beispiel hinterher, wenn es um die Dosisbestimmung bei Frauen geht. Man weiß inzwischen von einigen Medikamenten, dass die empfohlene Dosis für Frauen zu hoch ist. Manche Wirkstoffe werden von weiblichen Körpern zudem anders abgebaut als von männlichen. Bei manchen Krankheiten haben Frauen andere Symptome als Männer, zum Beispiel beim Herzinfarkt (→ Seite 91). Aber auch bei Männern können bestimmte Krankheiten übersehen werden, weil man sie bei ihnen nicht erwartet, zum Beispiel Osteoporose. Dabei betrifft diese Krankheit jeden dritten Mann über 70.

Wie die medizinische Forschung Wissenslücken schließen möchte

Nach dem Contergan-Skandal zu Beginn der 1960er Jahre (→ Seite 86) wurde das amerikanische Arzneimittelgesetz verschärft. Erstmals wurde ein Nachweis für die therapeutische Wirksamkeit eines neuen Medikaments gefordert, diese musste durch geeignete, kontrollierte Studien nachgewiesen werden. Zuvor war es ausreichend, die pharmazeutische Herstellungsqualität und die Unbedenklichkeit nachzuweisen. Die amerikanische Zulassungsbehörde FDA (Food and Drug Administration) verfügte außerdem, dass Frauen im gebärfähigen Alter bei Arzneimittelstudien von frühen klinischen Prüfungen ausgeschlossen werden sollten.

HINTERGRUND

Frauengesundheit sitzt in der Medizin zu häufig am Katzentisch

Lassen Sie uns einen kleinen Abstecher in die Geschichte von Schmerzen bei Frauen machen und beleuchten, wie die Medizin bisher damit umgegangen ist. Denn dieser Umgang hat Folgen für Frauen – bis heute. Vielleicht kennen Sie das Gefühl, in der Arztpraxis keine zufriedenstellende Antwort auf Ihre Fragen zu bekommen. Bevor Sie allein Ihre Frauenärztin dafür verantwortlich machen: Wenn es um Frauengesundheit geht, sind Wissenslücken leider eher die Regel als die Ausnahme. Das hat auch damit zu tun, dass medizinische Erkenntnisse oft nicht schnell genug in der Praxis ankommen. Aber es liegt häufig vor allem daran, dass viele Fragen, die die Frauengesundheit betreffen, noch nicht ausreichend erforscht sind.

Ein anderer Grund, warum Fragen offen bleiben, hat mit einem alten, aber sich hartnäckig haltenden Rollenmodell zu tun: Der Arzt (ein Mann) weiß am besten, was gut für den Patienten ist – und Frauen waren dabei lange nur mitgemeint, der Fokus lag in der Regel auf dem Mann! Auch heute noch trauen sich viele Frauen nicht, ihren Ärztinnen und Ärzten auf Augenhöhe zu begegnen (→ Seite 35). Das liegt aber nicht an Schüchternheit, sondern an verinnerlichten Glaubenssätzen, die häufig schon in der frühesten Kindheit entstanden und die den meisten Menschen nicht bewusst sind.

Ein Beispiel: Im Jahr 2019 untersuchten Forschende der Universität Yale (USA), wie Versuchspersonen reagieren, wenn sie ein Video von einem Kind sehen, das sich in den Finger sticht. Der einen Hälfte der Probandinnen und Probanden wurde das Kind als Samuel vorgestellt, der anderen Hälfte als Samantha. Dabei zeigte sich: Die Personen, die annahmen, sie beobachteten ein Mädchen, nahmen die Schmerzen des Kindes weniger ernst. Dieses Experiment macht etwas sichtbar, das oft nicht als Problem wahrgenommen wird.

Man wollte verhindern, dass Frauen bei bereits bestehenden oder zukünftigen Schwangerschaften Risiken ausgesetzt sind. Aus Mangel an Studienergebnissen bei Frauen übertrug man dann die Erkenntnisse, die man durch die Untersuchung von Männern gewann, einfach auch auf Frauen. Erst 1993 hob die FDA diese Regelung wieder auf.

HINTERGRUND

Contergan

Contergan war ein millionenfach verkauftes Beruhigungsmedikament. Bei einer Vielzahl von schwangeren Frauen kam es durch die Einnahme von Contergan zu einer Häufung von schweren Fehlbildungen und/oder dem Fehlen von Gliedmaßen und Organen bei Neugeborenen.

Seit 2004 verlangt das in Deutschland geltende Arzneimittelgesetz bei Medikamententests eine Beteiligung von Frauen proportional zur Häufigkeit eines Krankheitsbilds. Das bedeutet, wenn eine Krankheit im Verhältnis 70 zu 30 Frauen betrifft, sollten bei Arzneimittelstudien Frauen und Männer im entsprechenden Verhältnis einbezogen werden. Das ist zu begrüßen. Allerdings fehlt bis heute eine Regelung zur anschließenden Auswertung der Tests. Die Ergebnisse müssen nicht zwingend geschlechtsspezifisch ausgewertet werden. Deshalb fehlen solche Ergebnisse immer wieder und erschweren die geschlechtsspezifische Medikamentengabe immer noch. Das benachteiligt übrigens auch Männer.

Untersuchungen aus dem Jahr 2021 zeigen, dass der Frauenanteil in klinischen Studien immer noch zu niedrig ist, er schwankt im Durchschnitt um 50 Prozent – allerdings liegen die Einzelwerte weit auseinander und reichen von 38 bis 78 Prozent. Der Frauenanteil in klinischen Studien liegt immer noch oft unter dem Prozentsatz, der statistisch nötig wäre, um bedeutende geschlechtsspezifische Unterschiede erkennen zu können. Dieses Defizit ist je nach medizinischem Fachgebiet unterschiedlich groß.

Die EU plant mit dem Forschungsprogramm „Horizon Europe" bis zum Jahr 2025 Geschlechtergerechtigkeit fest in Forschung und Lehre zu integrieren. Im Zuge dessen soll auch der Frauenanteil in Führungspositionen bei Forschungsvorhaben erhöht werden.

Geschlechtsspezifische Unterschiede in der Medizin

Im Zusammenhang mit Wechseljahresbeschwerden ist es wichtig, an geschlechtsspezifische Probleme in der Medizin zu denken. Ein prominentes Beispiel dafür sind Herz-Kreislauf-Krankheiten. Die meisten Menschen denken beim Stichwort Wechseljahre zuerst an Hitzewallungen – dabei erhöhen die für diese Phase typischen Hormonveränderungen auch das Risiko für Herzprobleme. Das ist kaum im Bewusstsein: Nach der Menopause haben Frauen ein ähnlich hohes Risiko für Herzerkrankungen wie Männer im gleichen Alter.

Fachleute aus der geschlechtergerechten Medizinforschung sind sich einig: So lange es noch nicht selbstverständlich ist, dass genügend Wissen über Medikamentenwirkungen und andere medizinische Maßnahmen in der Breite vorhanden ist, bleibt es wichtig, dass Frauen nachfragen, ob es spezielle Dosisempfehlungen für sie gibt. Je öfter Ärztinnen mit dieser Frage konfrontiert werden, desto mehr steigt der Druck aus dem medizinischen Alltag auf die Forschung, diese Daten bereitzustellen, sollten sie noch fehlen. Zudem werden Ärzte durch stetige Nachfragen dazu motiviert, sich mit diesem Thema auseinanderzusetzen, weil sie erkennen, dass es für Frauen sehr relevant ist. Also: **Fragen Sie nach, es ist wichtig – nicht nur für Ihre eigene Gesundheit!**

Frauen und ihr Herz – eine Herzensangelegenheit

Frauen unterschätzen ihr eigenes Risiko für Herzkrankheiten. Aber nicht nur die Frauen selbst – auch medizinische Fachleute tun sich immer noch schwer damit, umzulernen. Denn nach wie vor gehen die meisten Menschen davon aus, dass Männer ein deutlich höheres Risiko für einen Herzinfarkt haben als Frauen. Inzwischen weiß man: Die Wahrheit ist komplexer.

BEISPIEL

Herzkrankheiten bei Frauen

Eine kanadische Studie aus dem Jahr 2020 zeigte, dass fünfmal mehr Frauen an Herz-Kreislauf-Erkrankungen sterben als an Brustkrebs. Erkrankungen wie Herzinfarkt, Herzrhythmusstörung, Herzversagen, Bluthochdruck, Arteriosklerose, Schlaganfall, Hirnblutung oder Embolie sind die häufigsten Todesursachen für Frauen, während gleichzeitig nur acht Prozent der Frauen diese Erkrankungen als die größte Bedrohung für ihre Gesundheit ansehen.
Diese Wahrnehmungsverzerrung hat viel damit zu tun, welche Symptome mit diesen Krankheiten assoziiert werden. So haben Frauen bei einem Herzinfarkt andere Beschwerden als Männer (→ Seite 92). Deshalb wurde der Herzinfarkt bei vielen Frauen über lange Zeit zu spät erkannt und sie starben deshalb mit einer höheren Wahrscheinlichkeit daran.

Bei Herz-Kreislauf-Erkrankungen denken viele zuerst an den Herzinfarkt. Es gibt aber darüber hinaus viele weitere Herz-Kreislauf-Erkrankungen, von denen einige die Ursache für einen Herzinfarkt sein können und die in vielen Fällen das Risiko dafür erhöhen.

Die folgende Tabelle gibt einen Überblick:

ERKRANKUNG	ERLÄUTERUNG	FOLGEN
Arterienverkalkung (Arteriosklerose)	Stellenweise entzünden sich die inneren Schichten der Arterien. Daran kann sich Cholesterin ablagern und die Bildung von Blutgerinnseln begünstigen. Die Folgen können sehr unterschiedlich sein. Nach dem Abheilen können Narben und Verkalkungen entstehen, die den Blutfluss behindern. Es können sich Gerinnsel bilden, die Gefäße verstopfen können.	Koronare Herzkrankheit (KHK), Schmerzen in der Brust (Angina pectoris), Schlaganfälle, Herzinfarkte Oft schreitet eine Arteriosklerose chronisch fort, es kommt zu Verhärtungen, Verdickungen, Elastizitätsverlust und Verengung der Gefäße
Koronare Herzkrankheit (KHK)	Wenn mehrere (kleine) Herzkranzgefäße durch Ablagerungen verengt oder verschlossen sind, wird das dahinter liegende Herzmuskelgewebe nicht mehr ausreichend mit Sauerstoff versorgt.	Schmerzen (zuerst bei Belastung, später in Ruhe), Absterben von Herzmuskelzellen, Herzinfarkt
Bluthochdruck (Hypertonie)	Wenn der Blutdruck längere Zeit über 140 zu 90 liegt, spricht man von Bluthochdruck. Neben körperlicher Belastung können auch Angst und Stress den Blutdruck steigen lassen. Oft lässt sich keine eindeutige Ursache finden, viele Faktoren können dazu beitragen, wie etwa bestimmte Medikamente, Übergewicht, zu viel Salz, zu viel Alkohol, rauchen oder zu wenig Bewegung.	Schäden an wichtigen Organen, wie z. B. Nieren und Herz
Herzschwäche (Herzinsuffizienz)	Bei einer Herzschwäche ist das Herz nicht mehr in der Lage, ausreichend Blut durch den Körper zu pumpen. Ursache für eine Herzschwäche können Bluthochdruck, Herzrhythmusstörungen oder ein Herzinfarkt sein.	Schäden an weiteren Organen

ERKRANKUNG	ERLÄUTERUNG	FOLGEN
Herzrhythmusstörungen	Herzrhythmusstörungen können ein Zeichen für eine behandlungsbedürftige Krankheit sein – sind es aber nicht zwingend, da unregelmäßiger Herzschlag auch bei gesunden Menschen vorkommen kann. Es gibt unterschiedliche Formen, zum Beispiel zu schneller Herzschlag (Tachykardie), zu langsamer Herzschlag (Bradykardie), stolpender Herzschlag, Aussetzer.	Herzschwäche, Bewusstseinsstörungen, Blutgerinnsel, die zu Schlaganfällen und Herzinfarkten führen können, Herzstillstand, Kreislaufversagen
Funktionelle Herzbeschwerden	Schmerzen in der Brust, herabgesetzte Belastbarkeit, Angst vor einem Herzinfarkt: trotz dieser Symptome lässt sich keine organische Ursache finden. Als Ursache wird eine erhöhte Unsicherheit und Ängstlichkeit angenommen.	
Herzinfarkt (Myokardinfarkt)	Wenn ein Herzkranzgefäß plötzlich vollständig verschließt, kann ein Herzinfarkt entstehen. Das Gefäß muss innerhalb kürzester Zeit wieder geöffnet werden, damit das Muskelgewebe nicht abstirbt.	Akute Lebensgefahr, vor allem, wenn eins der drei großen Herzkranzgefäße betroffen ist und ein beträchtlicher Teil der Muskulatur nicht mehr mit Sauerstoff versorgt wird.
Schlaganfall, Hirninfarkt	Ein Schlaganfall kann entweder durch ein verstopftes oder ein gerissenes Gefäß entstehen. Im zweiten Fall kommt es zu starken Einblutungen ins Gehirn. In beiden Fällen sind Teile des Gehirns von der Sauerstoffversorgung abgeschnitten.	Akute Lebensgefahr, Gefahr von bleibenden Behinderungen durch Absterben von Gehirngewebe und raumgreifenden Bluterguss

Ein wichtiger Risikofaktor für Herzinfarkte und andere Herz-Kreislauf-Erkrankungen ist die krankhafte Veränderung von Gefäßen. Diese Veränderungen werden durch einen ungesunden Lebensstil begünstigt: Übergewicht, wenig körperliche Aktivität, fett- und zuckerreiche Ernährung, Stress und Rauchen. Auch eine erbliche Vorbelastung spielt eine Rolle bei der Entstehung von Arteriosklerose, genauso wie der natürliche Alterungsprozess.

GUT ZU WISSEN

Risikofaktoren für Arteriosklerose

Fachleute unterscheiden Risikofaktoren 1. und 2. Ordnung.

RISIKOFAKTOREN 1. ORDNUNG	RISIKOFAKTOREN 2. ORDNUNG
zu hohe Cholesterinwerte	Übergewicht
zu hoher Blutdruck	Stress
Diabetes mellitus	Bewegungsmangel
Fettstoffwechselstörung	
Rauchen	

Menschen, bei denen zwei Risikofaktoren 1. Ordnung vorliegen, sind bereits viermal so gefährdet, Arteriosklerose zu entwickeln, wie jemand ohne Risikofaktoren.

Das Herz – geschlechtsspezifische Unterschiede

Anatomisch gleichen sich die Herzen von Männern und Frauen überwiegend. Allerdings ist das weibliche Herz im Durchschnitt etwas kleiner als das von Männern – analog zur durchschnittlichen Körpergröße. Auch die Muskelmasse des Herzens ist etwas geringer, sodass weibliche Herzen im Schnitt öfter schlagen als männliche.

Auf der zellulären Ebene gibt es ebenfalls einige Unterschiede. So enthalten die Zellen der weiblichen Herzen mehr eines bestimmten Enzyms, das dafür sorgt, dass sich Gefäße leichter erweitern können. Das schützt zu einem gewissen Grad vor Gefäßverengungen.

Östrogen hat ebenfalls eine gefäßschützende Wirkung. Wenn der Hormonspiegel in den Wechseljahren schwankt, wirkt sich das also auch auf die Gefäßgesundheit des Herzens aus.

Die Diagnose Herzschwäche bedeutet bei Frauen, dass die linke Herzkammer an Elastizität verliert und nicht mehr genug Blut aufnehmen kann. Dann staut sich das Blut zurück in die Lunge. Bei Männern bedeutet dieselbe Diagnose dagegen meist, dass das Herz nicht genug Kraft hat, um genügend Blut durch den Körper zu pumpen.

Risiko Bauchfett

Ab dem 65. Lebensjahr leiden sowohl knapp zwei Drittel der Frauen als auch der Männer unter Bluthochdruck und die Zahl der Herzerkrankungen bei Frauen und Männern nähern sich einander an. Bei Frauen kommt allerdings ab den Wechseljahren ein wichtiger Risikofaktor für Herz-Kreislauf-Erkrankungen hinzu: Bauchfett.

Hormonschwankungen können dazu führen, dass ein relativer Östrogenüberschuss zu Progesteron entsteht. Dann fällt es dem Körper schwerer, Energie aus Körperfett zu gewinnen. Bereits vorhandene Fettpolster können anwachsen, neue dazukommen – vor allem, wenn Frauen ihre Essgewohnheiten nicht an den reduzierten Kalorienbedarf anpassen (→ Seite 16). Dann wachsen während, aber vor allem nach den Wechseljahren, insbesondere die Fettpolster in der Körpermitte. Dabei ist weniger die Ästhetik das Problem, sondern die Tatsache, dass sich um die Bauchorgane Fett ansammelt. Dieses sogenannte viszerale Fett ist hormonell aktiv und produziert Hormone, die das Hungergefühl steigern und das Sättigungsgefühl verzögern. Diese Hormone können das Risiko für Diabetes Typ 2 erhöhen und ein Risikofaktor für Arteriosklerose sein. Außerdem kann Bauchfett Östrogen ausschütten, was nach der Menopause das Risiko für Tumore der Gebärmutterschleimhaut erhöht.

Durch das Absinken des Progesteronspiegels in den Wechseljahren kann außerdem der Cortisolspiegel steigen und damit auch die Stressanfälligkeit. Mehr Cortisol im Blut kann den Aufbau von Fettpolstern zusätzlich fördern.

Herzinfarkt – eine doppelte Gefahr für Frauen

Wie im vorherigen Abschnitt erläutert, sorgen also die Wechseljahre dafür, dass sich das Risiko für Herzinfarkte für Frauen dem von Männern im gleichen Alter angleicht: Während Männer bis zum 65. Lebensjahr ein höheres Risiko haben, ziehen Frauen nach der Menopause nach.

Mehr Frauen als Männer sterben an einem Herzinfarkt

Die Gefahr, an einem Herzinfarkt zu sterben, ist für Frauen allerdings größer als für Männer. Das Risiko dafür ist etwa zehn Jahre nach dem Ende der Monatsblutungen am größten. Dabei erleiden tatsächlich Männer statistisch gesehen häufiger an einem Infarkt.

In Deutschland sterben jedes Jahr circa 20.000 Frauen an einem Herzinfarkt.

Dass Frauen einen Herzinfarkt häufiger nicht überleben als Männer, hat zum einen mit der falschen Vorstellung zu tun, dass Frauen insgesamt selten davon betroffen seien. Zum anderen aber auch damit, dass sich die Symptome eines Herzinfarkts bei Frauen und Männern unterscheiden und als „typische" Symptome für einen Herzinfarkt vor allem die bekannt sind, die bei Männern vorkommen.

Außerdem haben Frauen nach einem Infarkt schlechtere Chancen auf eine Genesung. Das liegt vor allem daran, dass nicht schnell genug gehandelt wird (was wiederum häufig damit zu tun hat, dass der Herzinfarkt nicht frühzeitig erkannt wird!). Im Schnitt vergehen über viereinhalb Stunden, bis sie in die Notaufnahme kommen – bei Männern sind es nur anderthalb Stunden.

Einen Herzinfarkt bei Frauen rechtzeitig erkennen

Insbesondere bei älteren Frauen können die Symptome eines Herzinfarkts uncharakteristisch ausfallen. Über folgende Symptome berichten betroffene Frauen häufig:

- → Druck- und Engegefühl in der Brust
- → Kurzatmigkeit und Atemnot
- → Schweißausbrüche
- → Rückenschmerzen
- → Übelkeit und Erbrechen
- → Schmerzen im Oberbauch
- → Ziehen in den Armen
- → Unerklärliche Müdigkeit
- → Depressionen

Viele Frauen denken bei solchen Symptomen eher an eine Magenverstimmung als an einen Infarkt. Viele scheuen sich dann, Hilfe zu holen, weil sie niemandem zur Last fallen möchten.

Ein wichtiger Faktor für die höhere Sterblichkeit bei Frauen ist, dass aufgrund von „untypischen" Symptomen und falscher Erwartung das medizinische Personal bei einer Einweisung ins Krankenhaus oft verzögert reagiert. Eine Studie der Harvard Business School ergab, dass das eher dann passiert, wenn die Frauen von jüngeren männlichen Ärzten behandelt werden und nicht von Ärztinnen oder männlichen Ärzten, die bereits Erfahrung haben.

Sobald die richtige Diagnose gestellt ist, unterscheidet sich die Herzinfarkt-Versorgung von Männern und Frauen nicht. Allerdings unterscheidet sich auch die Versorgung mit Medikamenten nicht, obwohl es bereits Belege dafür gibt, dass die Dosierung bei einigen Medikamenten für Frauen angepasst werden sollte, weil die Wirkungen und

Alarmzeichen für einen Herzinfarkt bei Frauen

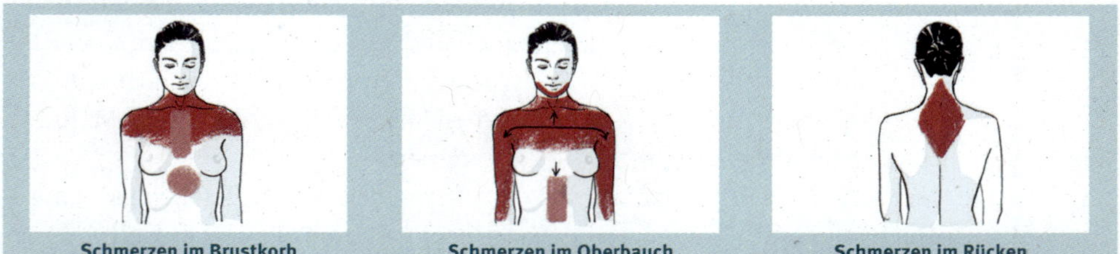

Schmerzen im Brustkorb — Schmerzen im Oberbauch — Schmerzen im Rücken (zwischen Schulterblättern)

Nebenwirkungen bei Frauen anders ausfallen können. Es fehlt jedoch noch an Forschung, die Empfehlungen für die genaue Dosierung bereitstellt.

→ **TIPP Herzinfarkten vorbeugen**

Die Vorbeugung von Herzproblemen ist vor allem eine Frage des Lebensstils. Gesund zu leben ist immer wichtig, die Bedeutung nimmt jedoch mit steigendem Alter stark zu. Achten Sie am besten jetzt besonders auf folgende Dinge:

- → Bewegen Sie sich ausreichend.
- → Entspannen Sie sich regelmäßig, am besten jeden Tag.
- → Hören Sie mit dem Rauchen auf, am besten auch mit Passivrauchen.
- → Ernähren Sie sich gesund.
- → Pflegen Sie soziale Kontakte und nehmen Sie, so oft es geht, Ihre Mahlzeiten gemeinsam mit anderen ein.
- → Nehmen Sie die empfohlenen Impfangebote wahr.
- → Sorgen Sie für einen erholsamen Schlaf.

Ein Knochenjob: Osteoporose

Anders, als Sie vielleicht annehmen, sind Knochen nicht einfach nur ein stabiles Gerüst für Ihre Muskeln, das sich, ähnlich wie ein Metallgerüst, kaum verändert. Knochengewebe wird, genauso wie jedes andere Gewebe im Körper (mit Ausnahme des sichtbaren Teils der Zähne) ständig erneuert.

Beim Knochenstoffwechsel konkurrieren zwei Grundvorgänge miteinander: Knochenaufbau und Knochenabbau. So kann sich der Knochen kontinuierlich an veränderte Bedürfnisse anpassen, zum Beispiel in Wachstumsphasen, aber auch im Laufe des Älterwerdens. Der Knochenstoffwechsel sorgt dafür, dass sich zwischen den feinen Knochenbälkchen Knochensubstanz mineralisiert. Die Knochenbälkchen ähneln von ihrer Struktur einem Schwamm, in dessen Poren sich die Knochensubstanz befindet.

Die Knochengesundheit hängt zum einen von der Versorgung des Körpers mit verschiedenen Substanzen ab und zum anderen von Bewegung und der familiären Veranlagung.

Mit zunehmendem Alter nimmt die Dichte der Knochen ab. Dabei bilden sich die Knochenbälkchen zurück und die Zwischenräume vergrößern sich. Das ist erst mal kein Grund zur Sorge, sondern normal. Besorgniserregend ist aber, wenn die Knochendichte einen bestimmten Wert unterschreitet. Dann spricht man von **Osteoporose** – einer Störung im Knochenstoffwechsel. Die Folge: Der Knochen wird poröser und damit anfälliger für Knochenbrüche und Verformungen. Wie stark dieser Effekt ist, hängt unter anderem von der Form, der Dichte und dem Mineralgehalt des Knochens ab.

Da man eine Osteoporose nicht spürt, fällt sie oft erst nach einem Knochenbruch auf.

HINTERGRUND

Knochenstoffwechsel in Zahlen

- → Der Knochenstoffwechsel sorgt dafür, dass das gesamte Skelett alle zehn Jahre runderneuert wird.
- → Die höchste Knochendichte haben Frauen mit Ende 20.
- → Die Knochendichte nimmt pro Lebensjahr um etwa 0,4 Prozent ab.
- → Während der Wechseljahre verlieren Frauen im Schnitt 6 Prozent der Knochendichte in den drei Jahren rund um ihre letzte Menstruationsblutung. Manche Frauen verlieren auch noch deutlich mehr, nämlich bis zu 5 Prozent pro Jahr.
- → In der Postmenopause nimmt die Knochendichte im Schnitt um 0,5 bis 1 Prozent pro Jahr ab.

Knochendichtemessung

Die Dichte der Knochen kann mithilfe der Osteodensitometrie gemessen werden – einem Verfahren, bei dem der Mineralsalzgehalt am Oberschenkelhals festgestellt wird. Das Ergebnis wird mit dem T-Wert angegeben. Ein T-Wert von 0 entspricht der Knochendichte eines gesunden Erwachsenen zwischen 20 und 30 Jahren.

Die Weltgesundheitsorganisation (WHO) definiert einen T-Wert bis -1 als normal. Bei einem T-Wert unter -2,5 wird eine Osteoporose diagnostiziert.

Manche Ärztinnen und Ärzte bieten eine Knochendichtemessung als Früherkennungsuntersuchung an. Wenn es außer der Frage, wie dicht das Knochengewebe ist, keine anderen medizinischen Gründe für die Untersuchung gibt, müssen Sie die Untersuchung in der Regel selbst bezahlen (IGeL → Seite 39). Für Frauen unter 65 Jahren, bei denen keine Risikofaktoren für Osteoporose bekannt sind, ist der Nutzen dieser Messung jedoch umstritten.

Der Wert der Knochendichte allein hat übrigens nur eine begrenzte Aussagekraft. Wenn lediglich eine anlasslose Messung der Knochendichte eine Osteoporose-Diagnose nahelegt, sind Frauen oft verunsichert und fürchten sich vor Knochenbrüchen. Diese Sorge kann zu einem Vermeidungsverhalten führen, das sogar dazu beitragen kann, dass sich das Risiko von Knochenbrüchen noch

T-Wert zur Osteoporose-Diagnose

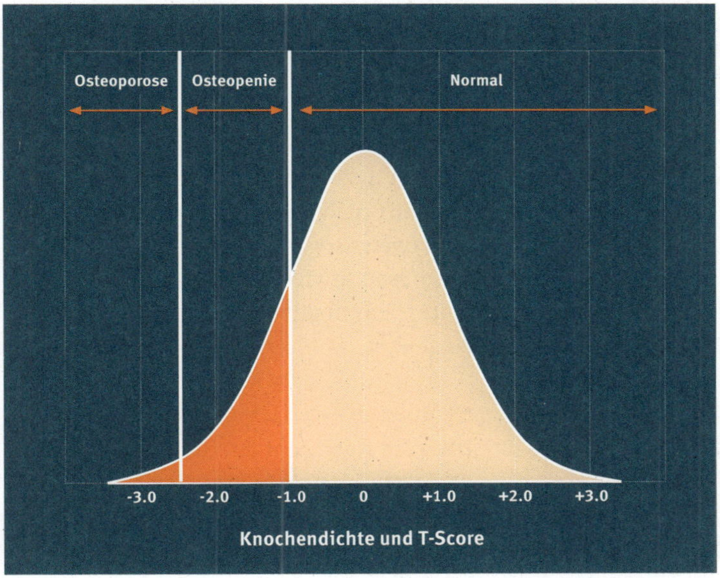

weiter erhöht – denn Bewegung und vor allem gezieltes Training fördern den Knochenaufbau. Wer Bewegung aus Angst vor Stürzen reduziert, heizt das Problem also eher weiter an.

Typische Stellen für Knochenbrüche bei Osteoporose

Bei einer Osteoporose brechen besonders häufig die Handgelenke und der Oberschenkelhals (Hüfte), jedoch am allermeisten die Wirbelkörper. Nicht immer passiert das bei einem Sturz, manchmal reicht es auch schon, etwas Schweres zu heben. Viele Menschen bemerken Ermüdungsbrüche der Wirbelkörper gar nicht, manchmal kommt es zu Rückenschmerzen, die nach einigen Wochen wieder verschwinden.

In der Folge können Wirbelbrüche dazu führen, dass sich die Wirbelsäule verkrümmt. Dann verändert sich die Körperhaltung und je nachdem, wo und wie stark die Krümmung ist, kann es zu Schwierigkeiten beim Atmen kommen.

Wie häufig ist Osteoporose?

Osteoporose betrifft vor allem Menschen nach dem 50. Lebensjahr. Frauen haben ungefähr doppelt so häufig Osteoporose wie Männer. Untersuchungen aus den USA zeigen, dass mehr als die Hälfte der Frauen zwischen 50 und 70 Jahren eine reduzierte Knochendichte hat. Osteoporose haben in diesem Alter zwischen 7 und 12 Prozent der Frauen. Ab dem 70. Geburtstag steigt der Osteoporose-Anteil auf über 25 Prozent, ab dem 80. Geburtstag auf 35 Prozent. Nur circa 20 Prozent der Frauen über 80 Jahre zeigen keine Anzeichen eines Knochenabbaus.

Risikofaktoren für Osteoporose

Wie stabil die Knochen sind, hängt von vielen Faktoren ab. Einige davon lassen sich beeinflussen:

- Calciummangel
- Vitamin-D-Mangel
- Bewegungsmangel
- Rauchen
- starker Alkoholkonsum
- Langzeit-Einnahme von Kortison-Medikamenten
- zu geringes Körpergewicht

Andere wichtige Risikofaktoren lassen sich hingegen nicht beeinflussen. Dazu gehören:

- höheres Lebensalter
- weibliches Geschlecht
- Vererbung

Osteoporose kann besonders für ältere Menschen, die nicht mehr gut zu Fuß sind, ernste Folgen haben. Wenn sie stürzen und sich den Oberschenkelhalsknochen brechen, erholen sie sich davon häufig nicht mehr richtig. Operation und Ruhigstellung können dazu führen, dass sie nach einem solchen Bruch pflegebedürftig werden, möglicherweise sogar bettlägerig. Um das Risiko für diese Entwicklung möglichst gering zu halten, empfiehlt es sich, frühzeitig gegenzusteuern.

So beugen Sie Osteoporose vor

Die gute Nachricht ist: Sie können einiges dafür tun, dass Ihre Knochen so lange wie möglich gesund bleiben. Kombinieren Sie so viele Maßnahmen wie möglich aus der folgenden Liste:

- **Bewegen Sie sich regelmäßig!** Starke Muskeln und starke Knochen hängen zusammen. Zur Vorbeugung von Stürzen ist vor allem das Training von Koordination und Gleichgewicht wichtig. Sind Ihre Knochen nicht mehr so stark wie früher, ist es gut, Hebe- und Tragetechniken einzuüben, die den Rücken schonen.
- **Achten Sie beim Essen auf genügend Calcium und Eiweiß!** Calcium ist wichtig für die Mineralisierung von Knochengewebe, Eiweiß unterstützt den Muskelaufbau. Starke Muskeln un-

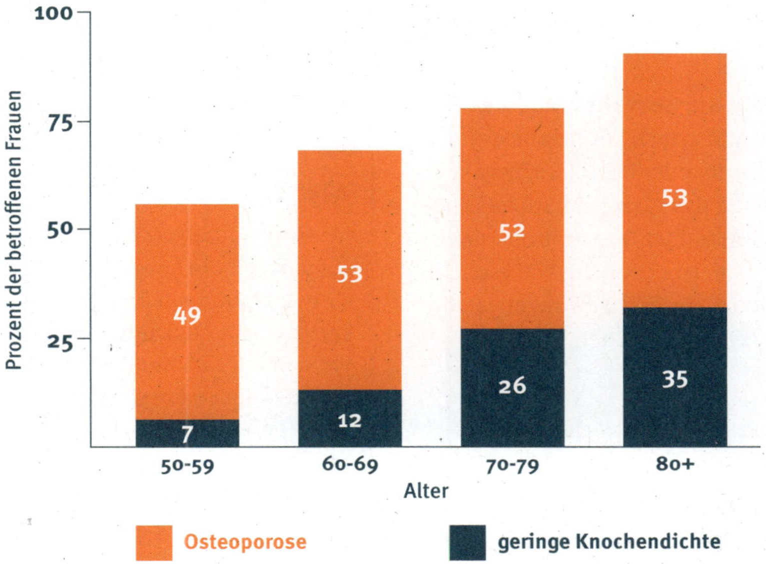

terstützen die Knochengesundheit. Aber Achtung: Zu viel Calcium kann schädlich fürs Herz sein (→ Seite 99)!

→ **Achten Sie auf ausreichend Vitamin D!** Dieses Vitamin steuert die Calciumaufnahme in den Knochen und trägt so zum Knochenaufbau bei. Das meiste Vitamin D kann der Körper selbst mithilfe von UV-B-Sonnenstrahlung über die Haut bilden. Verbringen Sie deshalb mindestens eine Viertelstunde am Tag draußen und lassen Sie Gesicht, Oberkörper und Arme von der Sonne bescheinen (Achtung: Sonnenbrandgefahr im Sommer!). So füllen Sie die Vitamin-D-Depots, die der Körper im Winter wieder nach und nach leert. Etwa 30 Prozent der Menschen in Mitteleuropa können auf diese Weise jedoch nicht genug Vitamin D bilden. Sie sind deshalb auf die Zufuhr über Nahrungsergänzungsmittel (→ Seite 98) angewiesen.

→ **Hören Sie mit dem Rauchen auf und reduzieren Sie Ihren Alkoholkonsum!** Die Schadstoffe im Tabak beschleunigen den Knochenabbau. Alkoholkonsum erhöht das Risiko für Stürze und damit für Knochenbrüche.

→ **Beseitigen Sie Stolperfallen in Ihrer Wohnung!** Teppiche, lose Kabel, Türschwellen – schnell stolpert man über Hindernisse, die man im Alltag kaum wahrnimmt.

→ **Sprechen Sie über Ihre Medikamente!** Manchmal können bestimmte Arzneimittel oder Medikamentenkombinationen das Risiko für Stürze erhöhen. Ihr Arzt oder Ihre Ärztin können abschätzen, wie hoch die Wahrscheinlichkeit für Wechselwirkungen ist, die die Sturzgefahr erhöhen.

HINTERGRUND

Wie viel Vitamin D ist nötig?

Als Marker für die Beurteilung der Versorgung gilt die Konzentration von 25-Hydroxyvitamin D im Blutserum. Dieser Wert gibt Auskunft darüber, wie viel Vitamin D Ihr Körper bildet und wie viel Sie über die Ernährung zu sich nehmen. Wenn bei Ihnen eine Konzentration von weniger als 30 Nanomol pro Liter oder 12 Nanogramm pro Milliliter Vitamin D im Blutserum gemessen wird, liegt ein Mangel vor.

Vitamin D

Untersuchungen des Robert-Koch-Instituts zeigen, dass mehr als die Hälfte der Erwachsenen zwischen 18 und 79 Jahren eine zu niedrige Vitamin-D-Konzentration im Blut hatte. Das ist zwar noch kein Nachweis für einen anhaltenden Mangel, dennoch sagt die Deutsche Gesellschaft für Ernährung (DGE), dass eine zusätzliche Einnahme von Vitamin D über Nahrungsergänzungsmittel sinnvoll sein kann, wenn die Zufuhr über die Nahrung und regelmäßiger Aufenthalt im Freien nicht ausreicht.

Bevor Sie sich für Nahrungsergänzungsmittel entscheiden, sollten Sie Ihre Ärztin oder Ihren Arzt fragen, ob etwas dagegen spricht. In der Regel empfiehlt es sich, mithilfe einer Blutuntersuchung festzustellen, ob Sie unter einem Vitamin-D-Mangel leiden.

Von einer guten Vitamin-D-Versorgung in Bezug auf die Knochengesundheit geht man aus, wenn die Konzentration im Blut bei mindestens 50 Nanomol pro Liter beziehungsweise 20 Nanogramm pro Milliliter liegt.

Die Deutsche Gesellschaft für Ernährung (DGE) empfiehlt Menschen, bei denen die Eigenproduktion von Vitamin D nicht ausreicht, 20 Mikrogramm pro Tag zuzuführen. Bei Nahrungsergänzungsmitteln wird oft zusätzlich die Internationale Einheit IE angegeben. 20 Mikrogramm entsprechen 800 IE pro Tag.

Es kann sein, dass Ihr Arzt oder Ihre Ärztin Ihnen zunächst eine höhere Dosis empfiehlt, bis sich der Blutspiegel normalisiert hat. Dauerhaft sollten Erwachsene nicht mehr als 20 Mikrogramm bzw. 800 IE pro Tag zu sich nehmen. Bei höheren Dosen kann es zu unerwünschten Wirkungen wie eine Verschlechterung der Herzfunktion bei herzkranken Menschen und einer Erhöhung des Sturzrisikos kommen.

Falls Sie Vitamin D nehmen, sollten Sie nach einer Weile durch einen Bluttest ermitteln lassen, ob die Zufuhr hoch genug war, die empfohlene Konzentration zu erreichen oder ob Sie mehr oder weniger Vitamin D nehmen sollten. Wer dauerhaft zu viel Vitamin D einnimmt, riskiert Nierensteine und Nierenverkalkung.

Osteoporose lässt sich mit einer gezielten Ernährungsumstellung und medikamentös behandeln. Meistens wird nach einem Sturz und der gesicherten Diagnose diese Möglichkeit besprochen. Die entsprechenden Medikamente müssen in der Regel über mehrere Jahre eingenommen werden.

ACHTUNG

Calcium als Nahrungsergänzungsmittel

Immer wieder werden in Nahrungsergänzungsmitteln Substanzen gefunden, die nichts darin zu suchen haben, wie zum Beispiel der Wirkstoff des Potenzmittels Viagra. Von diesen unerlaubten Beimischungen geht ein besonderes Gesundheitsrisiko aus, vor allem für Menschen, die bereits unter Erkrankungen leiden. Insbesondere Präparate, die im Internet bestellbar sind, fallen mit diesem Problem auf.

Ein weiteres Problem: Nahrungsergänzungsmittel werden häufig zu sorglos eingenommen, weil sie als unbedenklich gelten. Dabei können sie auch Nebenwirkungen haben! Wenn Sie beispielsweise Nahrungsergänzungsmittel mit Calcium einnehmen, weil Sie denken, Ihrer Knochengesundheit damit etwas Gutes zu tun, sollten Sie unbedingt eine Überdosierung vermeiden. Bei einer Zufuhr von mehr als 500 Milligramm Calcium pro Tag über ein Nahrungsergänzungsmittel kann es zu Gefäßverkalkungen kommen, die das Risiko für Herz-Kreislauf-Erkrankungen erhöhen.

Die Deutsche Gesellschaft für Ernährung (DGE) hält zwar eine Calciumaufnahme von 1.000 Milligramm pro Tag für empfehlenswert, davon sollte aber der überwiegende Teil über die Nahrung aufgenommen werden. Calciumlieferanten sind Milchprodukte, calciumreiches Mineralwasser (mehr als 150 Milligramm pro Liter) und calciumreiches Gemüse, wie zum Beispiel Brokkoli, Fenchel, Lauch und Grünkohl.

Auch eine Hormonbehandlung kann das Risiko für Knochenbrüche durch Osteoporose reduzieren (→ Seite 96). Sie wird jedoch nur noch in Ausnahmefällen empfohlen, weil eine längerfristige Einnahme Nebenwirkungen haben kann, wie zum Beispiel ein erhöhtes Brustkrebsrisiko (→ Seite 64 ff.).

Calcium

Menschen in Deutschland nehmen zu wenig Calcium zu sich. Das muss nicht sofort zu einem Mangel führen, trotzdem sollten vor allem Frauen nach den Wechseljahren für eine ausreichende Zufuhr von Calcium durch die Ernährung sorgen.

> ! WICHTIG
>
> **Calciummangel durch phosphathaltige Lebensmittel**
>
> Manchmal kommt es zu Calciummangel, weil zu viele phosphathaltige Lebensmittel gegessen werden. Der Zusatzstoff Phosphat (zum Beispiel als Säuerungsmittel, Schmelzsalz oder Antioxidationsmittel, E338-E341, E 1413) muss mit Namen oder E-Nummer bei verpackten Nahrungsmitteln auf der Zutatenliste vermerkt sein. Ärzteverbände empfehlen, folgende Lebensmittel nur selten zu sich zu nehmen, wenn die Knochendichte bereits abgenommen hat:
>
> → Cola, Bier
> → gepökeltes Fleisch und Wurstwaren, Brühwürste
> → Schmelz- und Kochkäse
> → Milchpulver/Kaffeeweißer
> → Kondensmilch
> → Backpulver, mit Ausnahme von Weinstein-Backpulver (Bio-Backpulver) – deshalb Achtung bei Fertig-Rührkuchen!

Muskel- und Gelenkschmerzen in den Wechseljahren

In den Wechseljahren lassen die Geschmeidigkeit und Flexibilität von Muskeln und Gelenken vielleicht zum ersten Mal spürbar nach. Verschleiß und natürliche Alterungsprozesse können dazu beitragen, aber oft spielen die hormonellen Veränderungen eine größere Rolle, konkret: der sinkende Östrogenspiegel.

Östrogen übernimmt wichtige Funktionen im Körper und wenn der Östrogengehalt im Blut sinkt, macht sich das an vielen Stellen bemerkbar – auch im Muskel-Skelett-System. So trägt Östrogen beispielsweise dazu bei, dass das Bindegewebe rund um die Gelenke mit ausreichend Flüssigkeit versorgt wird und dass es gut durchblutet ist.

Fehlt Östrogen, kann die schlechtere Versorgung mit Blut und Flüssigkeit dazu führen, dass die Gelenkbeweglichkeit abnimmt. Da Östrogen zudem antientzündlich wirkt, können sich auch mehr Entzündungen in und um die Gelenke bilden. Außerdem sinkt die generelle Schmerzgrenze, da dem Körper aufgrund des schwankenden Hormonspiegels schmerzdämpfende Botenstoffe (Endorphine) fehlen.

Weitere Ursachen für Muskel- und Gelenkschmerzen

Neben dem Östrogenmangel kommen auch andere Ursachen für Muskel- und Gelenkschmerzen infrage:

- → Autoimmunerkrankungen, wie zum Beispiel Rheuma
- → Arthrose
- → harte Stöße und Erschütterungen
- → bakterielle Infektionen (zum Beispiel Borreliose)
- → Stoffwechselerkrankungen
- → Vitaminmangel
- → Überbelastung, zum Beispiel durch Sport oder schwere körperliche Arbeit
- → Fehlhaltungen oder falsche Bewegungen
- → Übergewicht
- → Stress

GUT ZU WISSEN

Diese Gelenke und Muskeln schmerzen besonders häufig

Manche Gewebe und Strukturen sind in den Wechseljahren schmerzanfälliger als andere. Dazu gehören:

- → Schultern und Nacken
- → Rücken
- → Hüfte
- → Knie
- → Finger und Hände

Wann sind Muskel- und Gelenkschmerzen besonders häufig?

Muskel- und Gelenkschmerzen können in jeder Phase der Wechseljahre auftreten, aber besonders häufig sind sie in der Zeit nach der letzten Blutung – also in der Postmenopause. Mehr als ein Drittel der Frauen leiden in dieser Phase an Gelenkschmerzen. Während dieser Zeit steigt auch das Risiko für Osteoporose (→ Seite 93).

Im Mittel halten die Beschwerden circa 7,5 Jahre an, mehr als die Hälfte dieser Jahre fallen in die Zeit nach der Menopause. In Studien zeigt sich, dass die Dauer der Beschwerden durch den Lebensstil beeinflussbar ist: Regelmäßige Bewegung und gesundheitsförderliche Ernährung können sich günstig auf die Entwicklung der Beschwerden auswirken.

Arthrose und Arthritis

Hinter Gelenkschmerzen können auch behandlungsbedürftige Krankheiten stecken.

Arthrose: Sie ist die weltweit häufigste Gelenkerkrankung und führt im fortgeschrittenen Stadium dazu, dass die Funktion der betroffenen Gelenke stark eingeschränkt ist, sowohl aufgrund von Schmerzen (bei Belastung) als auch durch Begrenzungen des Bewegungsausmaßes. Dabei wird der Gelenkknorpel nach und nach zerstört, auch andere Strukturen wie Knochen, Muskeln und Bänder können Schaden nehmen. Risikofaktoren sind sowohl körperliche Überaktivität als auch Inaktivität, Übergewicht, Fehlstellungen der Gelenke und genetische Veranlagung. Frauen sind stärker betroffen als Männer:

In der Altersgruppe zwischen 45 und 64 Jahren sind 23 Prozent, ab 65 fast die Hälfte von Arthrose betroffen.

Arthritis: Unter diesem Begriff werden verschiedene Formen von Gelenkentzündungen zusammengefasst, die zumeist chronisch verlaufen und sich schubweise verschlechtern können. Die häufigste Form ist die rheumatoide Arthritis (Rheuma). Kleinere Gelenke, wie Finger- und Zehengelenke, sind häufiger betroffen als größere. Sie röten sich und fühlen sich heiß an. Die Entzündungen können sehr schmerzhaft sein (auch in Ruhe) und führen zu Funktionseinschränkungen der Gelenke. Risikofaktoren sind genetische Veranlagung, Rauchen und ein höheres Lebensalter. Frauen haben sie etwa doppelt so häufig wie Männer: acht Prozent sind betroffen (Männer: vier Prozent). In der Altersgruppe zwischen 45 und 64 Jahren sind es neun Prozent, ab 65 fast 15 Prozent.

So lassen sich Muskel- und Gelenkschmerzen in den Wechseljahren lindern

Sie können selbst einiges versuchen, um Ihre Schmerzen zu bekämpfen. Dazu gehören:

→ **Gelenkschonendes Verhalten im Alltag:**
  - Geben Sie sich morgens etwas mehr Zeit, in die Gänge zu kommen, wenn Sie mit Morgensteifigkeit zu tun haben, und machen Sie vor dem Aufstehen leichte Bewegungsübungen im Bett.
  - Belasten Sie schmerzende Gelenke weniger. Dazu können Sie zum Beispiel die Hebelwirkung nutzen, indem Sie einen Einkaufstrolley mit langer Stange und Rollen benutzen oder statt der Gießkanne den Gartenschlauch. Mehr Tipps für ge-

lenkschonendes Verhalten finden Sie in dieser Broschüre der Rheuma-Liga: https://t1p.de/2dqiu

- **Bewegen Sie sich regelmäßig.** Die Betonung liegt auf regelmäßig. Vermeiden Sie ungünstige Belastungen. Achten Sie darauf, dass Sie Ihre Gelenke achsengerecht bewegen, also nicht verdrehen. Versuchen Sie dabei, trotzdem Ihre Muskeln zu stärken, denn kräftige Muskeln können den Schmerz verringern. Gelenkschonende Bewegungsarten sind zum Beispiel:
  - **Fahrradfahren:** Benutzen Sie dabei die Gänge so, dass Sie möglichst leichtgängig antreten können und vermeiden Sie Kopfsteinpflaster.
  - **Wasser-Fitness:** Warmes Wasser erleichtert Bewegungsabläufe.
  - **Mini-Trampolin:** Das Springen auf einem gut gefederten und auf Ihr Körpergewicht angepassten Mini-Trampolin stärkt Ihre Ausdauer, Ihre Gleichgewichtsfähigkeiten und Koordination.
  - **Spaziergänge:** Gehen ist eine schonende Art, die Muskeln zu stärken und die Ausdauer zu verbessern.
- **Gesunde Ernährung:** Essen Sie viel Gemüse, wenig Zucker und vermeiden Sie rotes Fleisch (Schwein, Rind, Lamm), Fleisch- und Wurstwaren, vor allem aber Speck und Schmalz – sie aktivieren entzündungsfördernde Enzyme. Gelegentlich mageres Fleisch ist erlaubt, wie zum Beispiel ein Steak, vor allem aber Geflügel, Wild und Fisch. Achten Sie auf ausreichend Mineralstoffe wie Calcium, Eisen und Vitamin D sowie auf Omega-3-Fettsäuren. Kurkuma werden entzündungshemmende Wirkungen zugeschrieben, dafür fehlen aber wissenschaftliche Belege. Als Gewürz dürfen Sie Kurkuma gerne ausprobieren, als Nahrungsergänzungsmittel kann es unter Umständen gefährlich sein.
- **Entspannung:** Begegnen Sie sich und Ihrem Körper freundlich. Legen Sie regelmäßige Pausen ein. Gönnen Sie sich Ruhe. Üben Sie das bewusste Entspannen, zum Beispiel mithilfe von Meditationstechniken.
- **Gelenkmassage:** Durch sanfte kreisende Bewegungen können Sie Gewebe um die Gelenke herum lockern. Achten Sie darauf, dass Sie Ihre Gelenke dabei nicht belasten. Pfefferminzöl wirkt kühlend, Rosmarinöl fördert die Durchblutung.

Neben diesen Selbsthilfemaßnahmen kann eine Hormontherapie (→ Seite 60) zu einer Verbesserung der Schmerzen führen. Falls Sie sich dafür entscheiden, sollten Ihre Beschwerden in den ersten drei Monaten der Therapie abnehmen. Bleiben sie unverändert bestehen, sprechen Sie mit Ihrem Arzt oder Ihrer Ärztin und fragen nach, ob andere Ursachen als ein Östrogenmangel für Ihre Beschwerden verantwortlich sein könnten. Diese Frage sollte idealerweise bereits vor der Hormontherapie besprochen werden.

Verspannungen und Rückenschmerzen

Ein verspannter Nacken oder Rückenschmerzen sind kein spezifisches Problem der Wechseljahre, aber das Risiko für diese Beschwerden steigt in der Zeit der Hormonumstellungen. Besonders, wenn Sie aus beruflichen Gründen viel sitzen oder am Schreibtisch arbeiten, werden Sie das Problem eventuell bereits kennen. Durch den Östrogenmangel können die Beschwerden nun aber eine neue Intensität erreichen.

Eine schwache Hals- und Rückenmuskulatur, Verschleiß in der Wirbelsäule, Verengung im Wirbelkanal, Bandscheibenschäden oder eine Verletzung können zu den Ursachen der Beschwerden gehören. Manchmal entsteht dann ein Teufelskreis: Wenn Nervenbahnen, die entlang der Wirbelsäule verlaufen, durch verspannte Muskeln eingeengt werden, kann es zu einem anhaltenden Nervenreiz auf die bereits zu harten Muskeln kommen. In der Folge werden sie immer härter und der Reiz auf den Nerv verstärkt sich selbst. In dieser Situation ist es wichtig, die Schmerzen zu reduzieren, zum Beispiel durch Schmerzmittel, und gleichzeitig die Muskulatur zu lockern.

Akute Rückenschmerzen sind recht häufig, 85 Prozent der Menschen erleben sie mindestens einmal im Leben. Wenn sie kürzer als sechs Wochen dauern, besteht in der Regel kein Grund zur Sorge, dass eine ernsthafte Krankheit dahinterstecken könnte. Erst wenn die Schmerzen länger anhalten, werden bildgebende Verfahren zur Abklärung empfohlen, vorher bringen sie keinen Nutzen für die Behandlung. In den meisten Fällen hängen die Schmerzen mit muskulären Problemen und/oder Stress zusammen.

Deshalb ist es entscheidend, dass Sie bei Rückenschmerzen in Bewegung bleiben. Außerdem ist es wichtig, den Rücken zu entlasten. Das gelingt zum Beispiel gut in der sogenannten Stufenlagerung (siehe Tipp).

→ TIPP So entlasten Sie Ihren Rücken bei Schmerzen

Legen Sie sich auf den Rücken und lagern Sie Ihre Unterschenkel beispielsweise auf einem Hocker so ab, dass Unter- und Oberschenkel einen Winkel von 90 Grad bilden. Durch vorsichtiges Kippen des Beckens können Sie Ihre Muskeln im unteren Rücken lockern.

Studien zeigen, dass die Schmerzen während einer Rückenschmerzphase eher abklingen, wenn Sie sich weiter aktiv bewegen. Wichtig dabei ist, nicht längere Zeit in einer Haltung zu verharren, sondern fortlaufend die Positionen zu wechseln: Sitzen (kurz), Liegen (Stufenlagerung), Stehen (kurz) und Gehen im Wechsel. Dazwischen vorsichtige Gymnastikübungen, wie zum Beispiel Yoga oder Tai-Chi. Wenn die Schmerzen zu stark sind, können Sie sie mit Schmerzmitteln kurzzeitig bekämpfen. Falls sich nach einigen Tagen keine Besserung einstellt, sollten Sie sich ärztlichen Rat holen.

→ TIPP So können Sie Nackenschmerzen lindern

- → Viele Frauen tragen BHs, die nicht richtig passen. Ein falscher BH kann Nackenschmerzen fördern. Zu schmale Träger können einen großen Druck auf Muskeln und Nerven im Schulter- und Nackenbereich ausüben. Wenn die Unterbrustweite zu weit ist, gibt der BH den Brüsten nicht genügend Halt, ist sie zu eng, behindert er die Atmung. Lassen Sie den Sitz Ihres BHs in einem Fachgeschäft überprüfen, wenn Sie unter Nackenschmerzen leiden.
- → Wie fühlen Sie sich, wenn Sie morgens aufwachen? Ein Kissen, das die natürlichen Krümmungen der Halswirbelsäule unterstützt, hilft der angestrengten Nackenmuskulatur, sich nachts zu entspannen. Lassen Sie sich in einem Fachgeschäft beraten, wenn Sie mit Ihrem Kissen nicht zufrieden sind.
- → Wenn Sie viel sitzen und in Ihrer Freizeit zu viel Zeit am Mobiltelefon verbringen, ist Ihre Nackenmuskulatur wahrscheinlich einseitig belastet. Dehnen und Stärken Sie deshalb regelmäßig Ihre Nackenmuskulatur so gezielt wie möglich. Überprüfen Sie auch die Haltung der gesamten Wirbelsäule. Muskelschwäche in anderen Teilen des Rückens können die Halswirbelsäule belasten. Stärken Sie gezielt Ihre gesamte Rückenmuskulatur.
- → Entspannen Sie sich regelmäßig. Stress kann dazu führen, dass Sie unbewusst die Schultern ständig hochziehen. Die wohltuende Gegenbewegung: Führen Sie die Schultern in einer kreisförmigen Bewegung von den Ohren nach hinten unten und strecken Sie Ihre Brust raus.

→ **Wärme und Massagen können wohltuend sein. Achten Sie aber darauf, dass nur die Muskeln massiert werden und kein Druck auf knöcherne Strukturen ausgeübt wird. Wenn Sie bereits Beschwerden haben, lassen Sie sich am besten von fachkundigen Personen massieren.**

Schmerz lass nach

Haben Sie den Eindruck, dass Sie in letzter Zeit mehr Schmerzen haben als früher? Sie können Ihrer Wahrnehmung trauen: Viele Frauen erleben während der Wechseljahre – und auch danach – mehr Schmerzen. Vor allem Gelenke und Muskeln sind anfälliger. Das verunsichert: Steckt etwa Rheuma dahinter? Oder Arthrose (Gelenkverschleiß)?

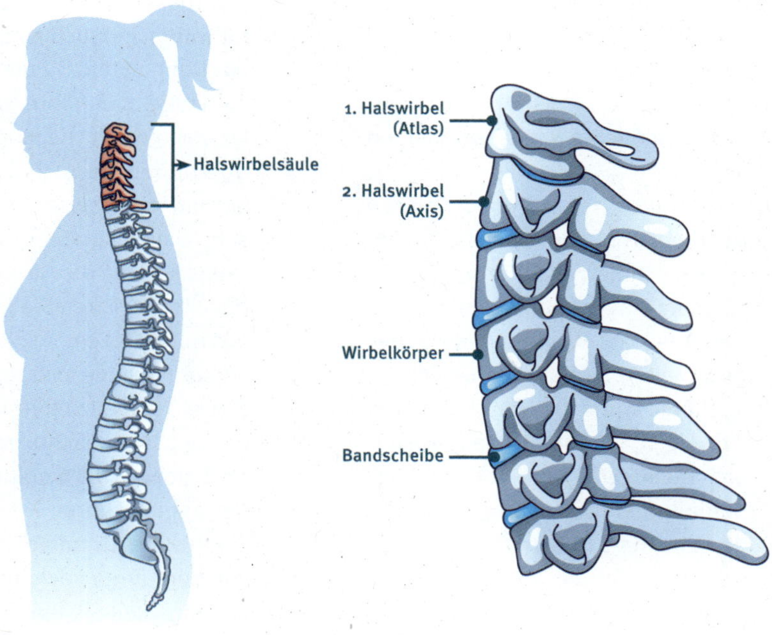

Aufbau der Halswirbelsäule

Erinnern Sie sich an die Liste der Wechseljahresbeschwerden im ersten Kapitel? Darin finden sich auch einige Schmerzzustände: Kopfschmerzen, Gelenkschmerzen, Muskelschmerzen, Schmerzen beim Sex oder schmerzende Brüste. Doch obwohl schon diese Liste lang ist – vollständig ist sie nicht. Es fehlen zum Beispiel die Schmerzen, mit denen Frauen ihr Leben lang zu tun haben können: **Menstruationsschmerzen**. Sie hören in den Wechseljahren nicht einfach auf.

Manchmal können sie sich sogar verschlimmern, zum Beispiel, wenn Ihre Regel in den Wechseljahren stärker ausfällt, als Sie das von sich kennen. Außerdem kann es häufiger zu Zwischenblutungen kommen, die von Schmerzen begleitet sein können. Zudem berichten viele Frauen vom sogenannten Mittelschmerz, der in manchen Menstruationszyklen stärker spürbar ist als in anderen. Er wird zwar mit dem Eisprung in Verbindung gebracht, muss aber nicht – auch wenn es der Name nahelegt – in der Mitte des Zyklus auftreten. Er ist kein sicheres Zeichen dafür, dass ein Eisprung stattgefunden hat und ähnelt zwar Regelschmerzen, ist jedoch meistens nicht so stark.

Zusätzlich zu Schmerzen, die sich eindeutig einer Körperregion zuordnen lassen, berichten Frauen aber auch von **diffusen Schmerzzuständen**: Manche Bewegungen fühlen sich plötzlich komisch an, fallen schwerer als sonst oder der Tag beginnt mit einer sogenannten Morgensteifigkeit. Dann fühlt sich der Körper an, als sei er eingerostet – oft direkt nach dem Aufstehen, daher diese Bezeichnung.

Kein Wunder, wenn Sie unter diesen Umständen sorgenvoll denken: „Oje, jetzt werde ich wirklich alt! Ab jetzt geht es nur noch bergab." Versuchen Sie, diese Gedanken zurückzudrängen, denn sie helfen nicht weiter! Betrachten Sie Ihre Beschwerden mit einem möglichst nüchternen Blick: Was habe ich? Was kann ich selbst tun, damit es mir besser geht? Und: Welche professionelle Hilfe will ich in Anspruch nehmen?

Es stimmt: Hinter Schmerzen können ernstzunehmende Krankheiten stecken. Deshalb sollten Sie bei neu auftretenden Schmerzen stets Ihren Arzt oder Ihre Ärztin um Rat fragen. Doch es gibt auch eine einfache Regel: Wenn Sie die Schmerzen nicht schon vor den Wechseljahren hatten, ist es wahrscheinlich, dass Östrogenmangel damit zu tun hat.

Mit Schmerzen umgehen

Schmerzen können die Lebensqualität enorm beeinträchtigen. Es gilt zu verhindern, dass sie chronisch werden. Deshalb sollten Sie nicht zu lange warten, bevor Sie ärztlichen Rat einholen. Vor allem, wenn Sie sich über die möglichen Ursache noch nicht im Klaren sind, ist es wichtig, die Schmerzen ernst zu nehmen. Oft lässt sich durch

GUT ZU WISSEN

Die Rolle der Psyche beim Schmerzempfinden

→ **Angst vor Schmerz kann Schmerzen verursachen.** Das Gehirn kann Gefahren vorgaukeln, die es nicht gibt. Dann hat Schmerz die Funktion, Gefahren ausweichen oder vermeiden zu wollen. Schmerztherapien zielen deshalb auch darauf ab, die Angst vor Schmerzen abzubauen, zum Beispiel die Angst vor der „falschen" Bewegung.

→ **Schmerzen haben nicht immer eine körperliche Ursache.** Wenn sich keine körperlichen Ursachen für langanhaltende Schmerzen finden lassen, steht häufig die Vermutung im Raum, die Schmerzen seien nur eingebildet. Dabei entstehen sie lediglich auf andere Weise: Wenn das Gehirn annimmt, dass Gefahr droht, kann es darauf mit Schmerzsignalen reagieren.

→ **Schmerzen entsprechen nicht immer dem Grad des körperlichen Schadens.** Das Gehirn kann verzögert mit einem Schmerzsignal reagieren. Das ist zum Beispiel für Situationen nützlich, in denen man sich schnell aus der Gefahrenzone bringen muss. Da würden Schmerzen nur stören. Andererseits können in Röntgenbildern deutlich sichtbare Schäden schmerzlos bleiben, zum Beispiel an der Wirbelsäule. Umgekehrt kann es zu starken Schmerzen kommen, ohne dass das Röntgenbild einen Schaden zeigt.

→ **Schmerzen hängen auch von äußeren Einflüssen ab.** Das Gehirn kann durch bestimmte Signale den Eindruck haben, dass starke Schmerzen zu erwarten sind, zum Beispiel durch die Reaktionen anderer Menschen, wenn sie sich erschrecken oder ängstlich gucken. Das kann dazu führen, dass Schmerzen stärker wahrgenommen werden.

→ **Schmerzen hängen auch davon ab, wie man sich fühlt.** Wenn Sie von einer Ärztin oder einem Arzt behandelt werden, der auf Sie eingeht, werden Sie wahrscheinlich weniger Schmerzen empfinden. Es kann andererseits mehr wehtun, wenn Sie sich an einem stressigen Tag verletzen. Mit positiven Gedanken, schönen Erlebnissen oder Musik können Sie sich sogar von Schmerzen ablenken. Dann tut es weniger weh.

eine fachkundige Behandlung der Grunderkrankung eine spürbare Linderung der Beschwerden erreichen.

Doch manchmal ist es schwierig, die Ursachen genauer einzugrenzen und die Schmerzen werden allmählich immer stärker. Dann können Schmerzen chronisch werden. Dabei entsteht ein sich selbst verstärkender Kreislauf, der auch als Schmerzgedächtnis bekannt ist. Langanhaltender Stress kann diesen Prozess fördern, Schmerzen können dann tendenziell als stärker wahrgenommen werden.

Der Umgang mit chronischen Schmerzen

Akute Schmerzen lassen sich häufig mit Schmerzmitteln gut behandeln. Diese helfen aber bei chronischen Schmerzen kaum – selbst wenn es starke Schmerzmittel sind. Fachleute setzen eher auf einen anderen Behandlungsansatz, der den Umgang mit den Schmerzen in den Mittelpunkt stellt. Dabei geht es weniger darum, den Schmerz zu bekämpfen, sondern mehr darum, die Lebensqualität trotz Schmerzzuständen zu verbessern.

Der erste Schritt auf dem Weg zu mehr Lebensqualität trotz Schmerzzuständen ist, sich anzuschauen, womit man es genau zu tun hat. Dabei kann ein Schmerztagebuch helfen, zum Beispiel von der Stiftung Gesundheitswissen:
www.stiftung-gesundheitswissen.de
In die Suchmaske „Schmerztagebuch" eingeben.

Ihre Notizen unterstützen Sie beim Gespräch mit Ihrem Arzt oder Ihrer Ärztin. Es erleichtert die Diagnostik und die Suche nach geeigneten Behandlungen. Außerdem können Sie sich so eher darüber klar werden, was Sie selbst dazu beitragen können, dass sich Ihre Lebensqualität trotz Schmerzen verbessert.

Chronische Schmerzen werden mit einer sogenannten multimodalen Schmerztherapie behandelt. Dabei kommen unterschiedliche Methoden zum Einsatz: Bewegung, Entspannung, kognitive Verhaltenstherapie und spezielle Medikamente, die auf neuronale Botenstoffe zielen. Wichtig ist dabei, dass die Betroffenen im Alltag möglichst aktiv bleiben – und nicht in schädliche Schonhaltungen ausweichen.

Körperliches Training kann einen wichtigen Beitrag dazu leisten, körpereigene Kompensationsmechanismen zu nutzen. Dazu gehört auch die Wirkung auf die Psyche. Der Austausch in Selbsthilfegruppen wird von vielen Betroffenen als hilfreich empfunden. Ziel aller Maßnahmen ist es, die individuelle Schmerzschwelle allmählich wieder anzuheben.

Demenz bei Frauen

Neurowissenschaftler haben Belege dafür gefunden, dass die für die Alzheimer-Demenz typische Protein-Ablagerung im Gehirn (Plaques) in den frühen Wechseljahren beginnt, also in der Prämenopause. Das heißt nicht, dass alle Frauen, bei denen sich früh Plaques ablagern, später an Demenz erkranken. Es heißt aber, dass es wichtig ist, sich die Zusammenhänge zwischen den hormonellen und neuronalen Veränderungen in den Wechseljahren mit späteren Demenzsymptomen anzuschauen. Die Forschung dazu steht jedoch erst am Anfang.

Sicher ist: Frauen haben ein höheres Risiko, eine Demenz zu entwickeln. Etwa zwei Drittel der Menschen, die eine Demenz haben, sind Frauen. Es gilt wissenschaftlich als gesichert, dass über die gesamte Lebensspanne hinweg bis zu 40 Prozent des Risikos beeinflussbar ist.

So können Sie einer Demenz vorbeugen

Eine Übersichtsarbeit aus dem Jahr 2020 identifizierte eine Reihe von Risikofaktoren, die im Prinzip veränderbar sind. Einige davon können nur auf der Gesellschaftsebene verändert werden. Dazu gehört die Reduzierung von Luftverschmutzung und die Verbesserung von Bildungschancen – denn Menschen mit geringer Bildung haben ein höheres Risiko für Demenz. Andere Faktoren dagegen kann jede Einzelne direkt beeinflussen.

→ **Bluthochdruck/Herz-Kreislauf-Erkrankungen:** Herz-Kreislauf-Erkrankungen können geistige Abbauprozesse begünstigen. Es lohnt sich auch deshalb, diesen Erkrankungen vorzubeugen (→ Seite 93) und Bluthochdruck behandeln zu lassen.

→ **Diabetes Typ 2:** Für gesunde Ernährung (→ Seite 145) ist es nie zu spät. Sie ist ein entscheidender Faktor, dass Stoffwechselkrankheiten erst gar nicht entstehen oder sich bessern. Stoffwechselkrankheiten verschlechtern die Gefäßstrukturen und tragen so zu einer Minderdurchblutung im Gehirn bei.

→ **Übergewicht und zu wenig Bewegung:** Es ist wichtig, dass Sie sich regelmäßig bewegen (→ Seite 123). Jeder Bewegungshappen hilft, gesund zu bleiben – auch dem Gehirn.

→ **Depressionen:** Wenn Sie depressive Episoden bei sich feststellen, sollten Sie sich ärztlichen Rat holen. Depressionen gelten als Risikofaktor für Demenz.

→ **Soziale Isolation:** Der Austausch mit anderen Menschen ist ein Schutzfaktor, Einsamkeit kann hingegen das Risiko für eine Demenz erhöhen.

→ **Schwerhörigkeit:** Warten Sie nicht zu lange, wenn Sie feststellen, dass sich

Ihr Sprachverständnis verschlechtert. Wird das Hörzentrum im Gehirn zu wenig gefordert, kann das dazu beitragen, dass auch andere Bereiche des Gehirns abbauen. Am besten, Sie lassen sich bei einer Hörminderung fachkundig beraten, ob und welche Hörhilfe für Sie infrage kommt.

→ **Kopfverletzungen:** Wenn Unfälle passieren, ist oft auch Pech im Spiel. Trotzdem gibt es allgemeine Vorsichtsmaßnahmen, die man nicht vernachlässigen sollte – auch nicht unter Alkoholeinfluss. Manche Sportarten und riskantes Verhalten im Straßenverkehr bergen besondere Risiken für Verletzungen. Falls Sie sich am Kopf verletzen, lassen Sie sich behandeln!

→ **Rauchen:** Nikotin ist ein Nervengift, wirkt aber auch auf das Herz-Kreislauf-System und die Atemfrequenz. Es ist also aus mehreren Gründen schädlich fürs Gehirn. Falls Sie mit dem Rauchen aufhören möchten, finden Sie zum Beispiel bei der Bundeszentrale für gesundheitliche Aufklärung nützliche Informationen: **https://rauchfrei-info.de/**

→ **Starker Alkoholkonsum:** Falls Sie den Verdacht haben, alkoholsüchtig zu sein, gibt es viele Gründe, warum es sich lohnt, das Problem anzugehen. Das gesteigerte Risiko für Demenz gehört dazu. Insgesamt ist Alkoholkonsum ein Hauptrisikofaktor für eine früh beginnende Demenz. Mehr Informationen zu den Wirkungen von Alkohol finden Sie bei der Bundeszentrale für gesundheitliche Aufklärung:

→ **Stress:** Dauerstress ist ein Risikofaktor für viele Krankheiten, auch für Demenz. Sich aktiv um die eigene Entspannung zu kümmern, ist deshalb eine wichtige gesundheitsfördernde Maßnahme und nicht nur ein Nice-to-have, wenn es zufällig in den Terminkalender passt. Gehen Sie davon aus, dass Sie sich stressreduzierende Auszeiten immer verdient haben – für den Fall, dass Ihre innere Stimme da Zweifel anmelden sollte.

→ **Schlafstörungen:** Nicht gut schlafen zu können ist ein häufiges Problem in den Wechseljahren – aber auch ganz allgemein im Leben von Frauen, die Kinder großziehen oder sich um pflegebedürftige Angehörige kümmern. Sie sollten Einschlaf- und Durchschlafstörungen (→ Seite 112) nicht ignorieren, weil sie langfristige Auswirkungen haben können.

Viele Frauen, die in den Wechseljahren Schwierigkeiten mit dem Denken und dem Gedächtnis bekommen, machen sich verständlicherweise Sorgen, dass dies der Beginn einer Demenz sein könnte und nicht nur eine vorübergehende Erscheinung. Das Risiko für Demenz ist bei Frauen, die später in die Wechseljahre starten, geringer als bei denjenigen, die vor ihrem 45. Geburtstag in die Prämenopause kommen.

Deshalb fragen sich viele Frauen, ob eine Hormontherapie das Risiko für Demenz senken könnte. Im Moment gibt es jedoch keine wissenschaftlichen Belege dafür. Allerdings kann ein später Start von Hormontherapien, also nach dem 60. Geburtstag oder wenn die letzte Blutung schon zehn Jahre zurückliegt, das Risiko für eine Demenz sogar vergrößern.

Wenn Sie sich Sorgen machen, sprechen Sie am besten mit Ihrem Hausarzt oder Ihrer Hausärztin und nehmen Sie zum Gespräch Notizen mit: Beispiele, in denen Sie etwas vergessen haben, Situationen, in denen Sie sich an Daten, Termine, Wörter oder Aufgaben nicht mehr erinnerten, Beispiele, in denen Sie sich nicht mehr orientieren konnten. Seit wann und wie oft bemerken Sie Veränderungen?

Schlafstörungen

„Mit Anfang 40 konnte ich plötzlich nicht mehr schlafen, lag nachts lange wach und fühlte mich am nächsten Tag wie gerädert. Sonst hatte ich keine Symptome. Ich wäre nie darauf gekommen, dass das mit den Wechseljahren zusammenhängt."

Schätzungsweise etwa sechs Prozent der Menschen in Deutschland haben behandlungsbedürftige Schlafstörungen, das heißt, sie schlafen mindestens dreimal pro Woche nicht gut ein oder durch oder sie wachen zu früh auf – und das länger als drei Monate am Stück. Die daraus entstehende Müdigkeit kann so stark sein, dass es kaum möglich ist, die Tage zu überstehen. Viele Betroffene müssen sich tagsüber hinlegen, können sich schlecht konzentrieren und die Aufgaben des Tages kaum bewältigen. Viele werden davon depressiv, haben ständig Konflikte im Freundeskreis, Job und in der Familie oder ziehen sich zurück.

40 bis 60 Prozent der Frauen in den Wechseljahren berichten über Probleme beim Schlafen. Vor allem das Durchschlafen ist häufig durch nächtliche Hitzewallungen, Schweißausbrüche und Albträume unterbrochen.

Oft nehmen die Schlafstörungen im Laufe der Wechseljahre zu und haben ihren

Höhepunkt in den letzten beiden Jahren vor der letzten Menstruation. Gehirnregionen, die empfindlich gegenüber Östrogen und Progesteron sind, spielen eine Rolle bei der Schlafregulation und steuern den zirkadianen Rhythmus, also den Schlaf-Wach-Zyklus, mit. Obwohl die Hormonveränderungen in den Wechseljahren einen Einfluss auf die Schlafqualität haben, kann man daraus nicht den Schluss ziehen, dass Schlafstörungen in dieser Zeit immer dadurch verursacht werden. Fachleute empfehlen, bei Schlafstörungen immer auch an Depressionen als Ursache zu denken.

Schlafstörungen haben einen enormen Einfluss auf die Lebensqualität. Sie erhöhen das Risiko für Demenz und Herz-Kreislauf-Erkrankungen, wie zum Beispiel Bluthochdruck. Außerdem steigt durch zu wenig Schlaf das Risiko für Angststörungen, Depressionen, Süchte und sogar Suizid. Nehmen Sie Probleme mit dem Schlaf deshalb nicht auf die leichte Schulter.

Was bei Schlafstörungen hilft

Viele Menschen mit Schlafstörungen unterschätzen, wie viel sie in Wirklichkeit schlafen. Sie machen sich also möglicherweise unnötig viele Sorgen um den Schlaf. Deshalb empfiehlt es sich, ein Schlaftagebuch zu führen. Es gibt Schlaftagebücher auch als Apps.

Viele unterschätzen auch, wie wichtig ihr eigenes Verhalten ist. Die folgenden Maßnahmen sind Teil der sogenannten Stimulus-Kontrolle und sollen helfen, negative Verknüpfungen mit Schlaf und Erholung aufzuheben:

- → Bewegung an der frischen Luft ist für den Körper ein wichtiges Signal, um richtig wach zu werden. Dabei spielt vor allem das Tageslicht am Morgen eine entscheidende Rolle.
- → Es ist günstig, immer zur gleichen Zeit aufzustehen (am besten direkt nach dem Weckerklingeln) und erst dann ins Bett zu gehen, wenn Sie sich müde fühlen. Ein abendliches Ritual zum Herunterkommen hilft dem Körper, sich zu entspannen. Viele schwören dabei auf Hausmittel wie ein warmes Fußbad, lauwarme Milch oder Kräutertee.
- → Führen Sie ein Schlaftagebuch. Wenn Sie damit herausgefunden haben, wie viele Stunden Sie im Durchschnitt pro Nacht wirklich schlafen, können Sie Ihre Bettgehzeit daran anpassen.
- → Es hilft, wenn es im Schlafzimmer schön dunkel und kühl ist.
- → Das Bett sollten Sie nur zum Schlafen benutzen (oder für Sex) – und nicht zum Lesen, Fernsehen oder Arbeiten. Viele Menschen mit Schlafstörungen verbringen nämlich zu viel Zeit im Bett, weil sie Angst haben, zu wenig Schlaf zu bekommen.

- Auf einen Mittagsschlaf sollten Sie verzichten.
- Wenn Sie nachts wach werden, sollten Sie aufstehen, das Schlafzimmer verlassen und etwas Monotones tun, beispielsweise stricken, entspannende Musik oder Fantasiereisen anhören oder lesen (keine Krimis!). Das sollten Sie so lange tun, bis Sie wieder müde werden. Also: Nicht nachts lange im Bett wach liegen! Diese sogenannte Bettzeitrestriktion führt am Anfang wahrscheinlich dazu, dass Sie tagsüber noch müder sind. Aber die Maßnahme soll den Schlafdruck erhöhen und dafür sorgen, dass Sie wirklich die gesamte Zeit, die Sie im Bett verbringen, schlafen können.
- Von Schlafmedizinern wird empfohlen, ab mittags kein Koffein mehr zu sich zu nehmen, abends keinen Sport zu machen, dafür aber leichte Bewegung wie zum Beispiel einen Spaziergang oder Tai-Chi. Außerdem sollte man am besten nichts Schweres essen, keinen Alkohol trinken und eine Stunde vor dem Schlafengehen nicht mehr auf Bildschirme starren.
- Wenn Sie nachts wach werden, schauen Sie nicht auf die Uhr. Ein Handy im Schlafzimmer verleitet dazu, es zu benutzen. Deshalb ist es besser, es nicht neben das Bett zu legen und es nur dann anzuschalten, wenn Sie nachts aufstehen und sich mithilfe von Entspannungs-Apps wieder müde machen wollen.
- Wer vielen Stressoren ausgesetzt ist, sollte tagsüber Stress abbauen, zum Beispiel durch Bewegung, positive soziale Kontakte und Entspannungstechniken. Solche und weitere Gewohnheiten dienen der Schlafhygiene.
- Wenn Sie von Alltagsproblemen wachgehalten werden und zu Hyperarousal, also Übererregung neigen, können Sie Gedankenübungen ausprobieren. Dabei üben Sie, schlafhinderliche Gedanken zu erkennen, zu begrenzen oder zu verändern. Beispiel: Sie suchen sich tagsüber immer zur gleichen Zeit einen gemütlichen Stuhl und beschäftigen sich dort mit Ihren Problemen (nachdenken, aufschreiben, Lösungen planen). Das Ziel ist, diese Arbeit nur dort zu machen und nicht nachts im Bett.

All diese Tipps können hilfreich sein, aber man muss sie nicht alle befolgen, um wieder schlafen zu lernen. Sie können ausprobieren, was Sie unterstützt und was zu Ihrem Leben passt.

Helfen die Tipps nicht und leiden Sie trotz einer besseren Schlafhygiene dauerhaft unter Schlafstörungen, sollten Sie darüber mit Ihrem Arzt oder Ihrer Ärztin sprechen.

Verschiedene Untersuchungen können Klarheit darüber bringen, ob möglicherweise andere Erkrankungen dahinterstecken. Wenn sich keine organische Ursache finden lässt, wird normalerweise eine kognitive Verhaltenstherapie empfohlen. Sie wird auch als internetbasierte Behandlung angeboten. In manchen Fällen ist es ratsam, eine längere Verhaltenstherapie zu machen, um die Themen, die zur Schlafproblematik beitragen, umfänglich bearbeiten zu können.

Mit Medikamenten hält man sich inzwischen sehr zurück. Sie werden, wenn überhaupt, nur kurzfristig eingesetzt. Viele der möglichen Mittel haben problematische Nebenwirkungen (Antipsychotika, Antidepressiva), einige Substanzen können schnell abhängig machen (Benzodiazepine, Z-Substanzen) und wieder andere zeigen eine zu geringe Wirksamkeit bei chronischen Schlafstörungen (Melatonin, Lavendel, Baldrian).

Auch Akupressur und Akupunktur werden immer wieder bei Schlafstörungen empfohlen, allerdings fehlen Belege für deren Wirksamkeit.

Gehirn und Psyche in den Wechseljahren

Sind Sie in letzter Zeit vergesslich? Oder können Sie sich schlecht konzentrieren? Viele Frauen erleben in den Wechseljahren Veränderungen ihrer kognitiven Leistungen. Das verunsichert. Wie lassen sich diese Phänomene einordnen? Und was könnte die Probleme mildern?

Die allgemeine Gesundheit von Frauen hängt stark mit dem Wechselspiel von Hormonen und Gehirn zusammen. So spielen Hormone bei vielen Gehirnfunktionen eine Rolle. Östrogen trägt zum Beispiel dazu bei, dass genügend Blut zum Gehirn fließt und dass der Gehirnstoffwechsel gut funktioniert. Außerdem fördert es die neuronalen Verbindungen zwischen verschiedenen Hirnregionen und kann offenbar sogar Ablagerungen von Amyloid entgegenwirken – einem Protein, das sich bei der Alzheimer-Demenz im Gehirn ablagert.

Östrogen steht außerdem mit anderen Signalstoffen im Gehirn in Verbindung, zum Beispiel mit Serotonin. Serotonin ist ein neuronaler Botenstoff, der für die Stimmungsregulation wichtig ist. Es spielt zudem eine Rolle bei vielen anderen Gehirnfunktionen, wie zum Beispiel Gedächtnis, flexiblem Denken, Impulskontrolle und Handlungsplanung. Östrogen nimmt somit indirekt Einfluss auf die Fähigkeit, zielorientiert zu handeln und eben auch auf die Stimmung.

Östrogen ist aber nur ein Baustein in einem komplexen System, und andere Hormone wie zum Beispiel FSH (follikelstimulierendes Hormon) oder Hormone, die von bestimmtem Fettgewebe (Bauchfett) ausgeschüttet werden (→ Seite 91), beeinflussen die Hirnfunktionen ebenfalls. Die Empfindlichkeit des Gehirns gegenüber hormonellen Einflüssen zeigt sich auch an den psychischen Turbulenzen, die viele Frauen vor den Monatsblutungen haben.

Schwierigkeiten mit bestimmten Gehirnfunktionen, die Frauen im Laufe der Wechseljahre erleben, hinterlassen nicht gerade schöne Gefühle. Doch die Probleme verschwinden in den meisten Fällen wieder, sobald die Wechseljahre vorbei sind. Man kann es vielleicht so sagen: In den Wechseljahren machen manche Fähigkeiten eine Pause. Das sei vergleichbar mit einem Computerprogramm, für das ein Update aufgespielt wird, so die kanadische Gynäkologin Jen Gunter.

GUT ZU WISSEN

Gedächtnisabbau in der Menopause

Forschende haben in Untersuchungen mit Menschen zwischen 45 und 55 Jahren herausgefunden, dass Frauen vor der Menopause besser in Gedächtnistests abschnitten als gleichaltrige Männer. Während und nach den Wechseljahren war dieser Unterschied zwischen den Geschlechtern deutlich kleiner. Sie schließen daraus: Frauen entwickeln zwar während der Wechseljahre zeitweise Schwierigkeiten, sich gut zu erinnern, aber statistisch gesehen sorgen diese Veränderungen nicht dafür, dass sie von den Männern bei diesen Aufgaben überholt werden.

Den Stimmungsschwankungen etwas entgegensetzen

Wer sich psychisch belastet fühlt, dem fällt es häufig schwer, an positive Veränderungen zu glauben. Dadurch kann schnell ein Teufelskreis aus sich selbsterfüllenden Prophezeiungen entstehen: Weil ich nichts Gutes erwarte, fällt es mir schwer, das, was in meinem Leben gut ist, überhaupt zu bemerken. Die folgenden Tipps können Ihnen helfen, diesen Kreislauf (kurzzeitig) zu unterbrechen und Ihren Blick auf das zu richten, was Ihnen guttut. Betrachten Sie sie als Vorschläge und picken Sie sich diejenigen heraus, die zu Ihnen und Ihrem Leben passen. Sie müssen diese Tipps nicht nacheinander abarbeiten. Das wäre nur zusätzlicher Stress und damit kontraproduktiv.

→ **Bewegen Sie sich!** Setzen Sie sich dabei nicht unter Druck, sondern entscheiden Sie sich für das, was Ihnen Spaß macht: Tanzen, Schwimmen, Radfahren, Yoga, Spazierengehen – oder was immer leicht zu organisieren ist. Vielleicht finden Sie ja sogar jemanden, mit dem Sie sich zusammen bewegen können? Das macht oft mehr Spaß und sorgt für Gemeinschaftsgefühle.

→ **Pflegen Sie soziale Kontakte!** Das können Freundschaften sein, aber auch oberflächliche Kontakte in der Nachbarschaft oder bei der Arbeit sind wichtig. Häufig sind lange Gesprächsrunden mit Freundinnen eher erschöpfend. Wenn es Ihnen auch so geht, können Sie versuchen, in der gemeinsamen Zeit etwas Schönes zu unternehmen und vielleicht lieber ins Kino gehen als Probleme zu wälzen. Zusammen zu lachen ist nämlich ein guter Weg, Stress abzubauen. Trauen Sie sich, Kontakte, die Sie als belastend empfinden, auf ein erforderliches Minimum zu reduzieren.

→ **Entspannen Sie sich!** Wenn es doch bloß so einfach wäre ... Sich selbst diesen Satz zuzurufen, hilft schon mal nicht – im Gegenteil. Fällt es Ihnen schwer abzuschalten? Nehmen Sie belastende Ereignisse am Abend mit ins Bett oder wachen nachts mit Ihnen auf? Suchen Sie durch süße Snacks nach dem schnellen guten Gefühl, schauen Sie stundenlang Serien, um Ihren Kopf zu entlasten oder nutzen Sie zum Entspannen Suchtmittel wie Alkohol? Spätestens dann wird es Zeit, sich auf die Suche nach einem Entspannungsritual zu machen, das zu Ihnen passt und das Ihrer Gesundheit gut tut. Zum Glück gibt es eine Vielzahl von Methoden, die sich auch miteinander kombinieren lassen: zum Beispiel Meditation und Yoga, Achtsamkeitsübungen und Pilates, Tai-Chi und Atemübungen. Viele Apps, Bücher, Volkshochschulen und Influencerinnen bieten Entspannungstrainings an. Egal, für welche Methode Sie sich entscheiden: Wichtig ist, dass Sie jeden Tag einige Minuten fürs Üben einplanen und regelmäßig versuchen, Herz- und Atemfrequenz zu senken, Ihren Körper wahrzunehmen und Ihre Gedanken vorbeiziehen zu lassen, ohne ihnen groß Beachtung zu schenken.

→ **Genießen Sie!** Ein gutes Essen, ein inspirierendes Buch, einen entspannenden Spaziergang, ein schönes Konzert oder eine tolle Kunstausstellung. Versuchen Sie, die Eindrücke, die mit diesen Aktivitäten verbunden sind, mit allen Sinnen wahrzunehmen. Wie schmecken frische Erdbeeren? Wie duften unterschiedliche Pflanzen am

Wegesrand? Was sehen Sie, wenn Sie ein Gemälde fünf Minuten lang intensiv betrachten? Können Sie einzelne Instrumente aus einem Musikstück heraushören und benennen? Was verändert sich in Ihrem Körper, wenn Sie ganz tief einatmen?

→ **Führen Sie ein Dankbarkeitstagebuch!** Versuchen Sie, sich jeden Abend an mindestens drei Dinge zu erinnern, die Sie an diesem Tag mit Dankbarkeit erfüllt haben oder die einfach nur schön waren. Das können ganz selbstverständliche Dinge sein, wie zum Beispiel, dass Sie sich Zeit für eine Tasse Tee nehmen konnten oder dass Sie morgens zwei zueinander passende Socken im Wäscheberg gefunden haben, der noch zusammengelegt werden will. Das können aber natürlich auch besondere Ereignisse sein. Sie können dafür entweder ein kleines Schulheft nutzen, das Sie auf Ihren Nachttisch platzieren, oder eins der vielen vorgefertigten Journals, die im Handel angeboten werden.

→ **Befriedigen Sie Ihre Neugier!** Erinnern Sie sich noch an Ihre ersten Male? Zum ersten Mal Fahrrad fahren, zum ersten Mal eine Ananas essen, zum ersten Mal auf ein Konzert gehen, der erste Kuss? Erste Male sind aufregend und können ziemlich glücklich machen. Mit zunehmendem Alter wird es leider schwieriger, Dinge zum ersten Mal zu machen – aber nicht unmöglich. Überlegen Sie, was Sie schon immer mal ausprobieren wollten. Einen neuen Schwimmstil lernen? Ein schwieriges Rezept nachkochen? Einen bestimmten Ort besuchen? Vogelstimmen erkennen? Es gibt sicher etwas, worauf Sie neugierig sind. Nehmen Sie sich bewusst Zeit dafür.

Mit Pflanzen gute Laune anlocken

Gemeint sind nicht Zimmerpflanzen (obwohl natürlich nichts dagegenspricht, sich an diesen zu erfreuen), sondern Kräuter und Gewürze, die nachweislich die Stimmung heben können. Folgende gehören dazu:

→ Die Blätter der Zitronenmelisse enthalten ätherische Öle, wie zum Beispiel Citronella, die entspannend und entkrampfend wirken. Ein Tee aus Zitronenmelisse kann helfen, zur Ruhe zu kommen und besser einzuschlafen. Die Pflanze wirkt außerdem nervenstärkend und stimmungshebend. Gießen Sie für den Tee nicht mehr kochendes Wasser über zwei Teelöffel der Blätter und lassen Sie den Tee zehn Minuten ziehen.

→ Die Stempelfäden einer Krokusart, die in Südeuropa und Südwestasien beheimatet ist, sind als Edelgewürz Safran bekannt. Safran enthält ein ätherisches Öl und gelbrote Farbstoffe, die zur Gruppe der Isoflavone (→ Seite 58) gezählt werden. Studien mit unterschiedlichen Zubereitungen aus Safran legen nahe, dass das Gewürz eine antidepressive und angstlösende Wirkung haben könnte. Aber Vorsicht: Werden über einen längeren Zeitraum mehr als 1 Gramm Safran pro Tag eingenommen, kann sich die Haut gelb färben. Nehmen Sie das Gewürz also nur in Maßen zu sich. Safranextrakt ist zwar auch als Kapsel erhältlich, es ist aber unklar, welche Substanzen in den Kapseln genau enthalten sind. Die Hersteller haben hier Freiheiten. Werbeaussagen zu Safrankapseln beziehen sich nur auf zugesetzte Vitamine.

→ Alle Teile des Kalifornischen Mohns (Goldmohn) sind giftig. Die Europäische Arzneimittelagentur EMA ordnet sie als Arzneimittel zur Milderung von Nervosität und Ängstlichkeit sowie zur Verbesserung der Schlafqualität ein. Der Extrakt ist als Arzneimittel erhältlich; wenn er in Nahrungsergänzungsmitteln enthalten ist, dann nur in Mengen, die keine Wirkung haben dürfen.

→ Johanniskraut eignet sich für eine mögliche Behandlung von leichten bis mittelgradigen depressiven Episoden. Da es zu Wechselwirkungen mit anderen Arzneimitteln kommen kann, sollten Sie sich vor der Einnahme ärztlichen Rat einholen. Beachten Sie außerdem, dass die Einnahme von Johanniskraut die Sonnenlichtempfindlichkeit erhöht und es viel schneller zu Sonnenbrand kommt.

Die Rolle von sozialen Kontakten

Unser Gehirn ist ein Beziehungsorgan. Dort entstehen Gedanken, die wir der Welt mitteilen, und Gefühle, die von Gedanken und Erlebnissen gefüttert werden. Es ist der Grund, warum wir soziale Wesen sind: Der Kontakt zu anderen und zur Welt ist Nahrung für unser Gehirn.

Jeder Mensch hat im Durchschnitt etwa 150 Kontakte, aber es können auch bis zu 1.000 sein, wenn Sie sehr extrovertiert sind.

Es gelingt uns, mit etwa fünf Menschen am Tag in Kontakt zu sein und gute Freunde nennen wir im Schnitt etwa 15 Menschen. Diese Zahlen haben eine Bedeutung, denn die Forschung liefert Hinweise darauf, dass die Anzahl der Kontakte Auswirkungen auf das Frontalhirn hat. Regelmäßige Kontakte beeinflussen die Struktur und Aktivität dieses Teils des Gehirns positiv, das zuständig ist für viele kognitive und motorische Prozesse.

Auch das Belohnungssystem des Gehirns wird aktiviert, wenn wir uns mit anderen Menschen austauschen. Dabei zählen auch oberflächliche Kontakte: Der Smalltalk in der Bäckerei, der schnelle Schwatz auf der Parkbank oder beim Sport. Besonders wohl fühlen wir uns, wenn wir uns als Teil einer Gruppe ansehen. Sich einer Gemeinschaft anzuschließen hat also doppelt Vorteile für unser Gehirn: Wir kommen in Kontakt mit anderen und fühlen uns zugehörig. Egal, ob es der Sportverein, die freiwillige Feuerwehr oder eine Partei ist oder auch regelmäßige Treffen mit der Clique – sich eingebunden zu fühlen, aktiviert das Gehirn und macht zufriedener.

Die Wissenschaft hat herausgefunden, dass bei Menschen, die sich einsam fühlen, die gleichen Hirnareale aktiviert werden wie beim Empfinden von Schmerz. Auch Zurückweisungen aktivieren diese Gehirnregionen. Positive Kontakte zu Menschen können diesem Schmerz etwas entgegensetzen, indem sie körpereigene Schmerzmittel aktivieren, sogenannte Glückshormone, wie zum Beispiel den Botenstoff Dopamin. Dabei zeigt sich: Menschen gelingt es leichter, Einsamkeit zu vermeiden, als wieder aus ihr herauszufinden. Steuern Sie deshalb rechtzeitig gegen und ziehen Sie sich nicht zurück.

So halten Sie Kontakt und finden neue Freundinnen und Freunde:

- → Reaktivieren Sie eingeschlafene Kontakte.
- → Melden Sie sich in einem Verein an, zum Beispiel um gemeinsam Sport zu machen, zu singen oder zu handwerken. Treffen Sie sich zu Wandertouren, gründen Sie einen Lesekreis, schließen Sie sich einer Kartenspielgruppe an oder organisieren Sie Vorträge – es gibt viele Möglichkeiten, gemeinsam aktiv zu werden.
- → Übernehmen Sie ein Ehrenamt. Gerade junge Familien haben Bedarf an Unterstützung bei der Kinderbetreuung. Oder helfen Sie Neuankömmlingen, sich in unserem Land zurechtzufinden. Auch Nachbarschaftshilfe und Besuchsdienste in Krankenhäusern oder Altenheimen schaffen Gelegenheiten zum Austausch.
- → Bitten Sie um Hilfe, wenn Sie mit etwas nicht allein zurechtkommen: Internet, Einkauf, Reparatur – wenn Sie unsicher sind, suchen Sie aktiv nach Unterstützung. In vielen Städten gibt es Freiwilligenagenturen, die Menschen zusammenbringen.

→ Laden Sie Nachbarn und lose Bekannte zu Treffen ein, entweder in einem Café oder bei sich zu Hause.

Allerdings können Kontakte auch belastend sein, zum Beispiel, wenn es zu Konflikten kommt. In manchen Gruppen gibt es ungünstige Dynamiken, die zu Ausgrenzung führen oder sogar zu Mobbing.

Auch partnerschaftliche Beziehungen haben einen Effekt auf die Gesundheit. Wenn Menschen zufrieden mit ihrer Partnerschaft sind, hat das sogar eine größere Bedeutung für die Gesundheit als die Frage, ob sie rauchen – und das, obwohl rauchen ein Hauptrisikofaktor für die Gesundheit im Alter ist. Von Zufriedenheit in der Partnerschaft profitieren beide Geschlechter gesundheitlich – allerdings kommen unterschiedliche Studien zu unterschiedlichen Ergebnissen, wer den größeren Vorteil hat, Frauen oder Männer. Offenbar erwächst der positive Effekt aus dem Umstand, dass Menschen, die in einer glücklichen Beziehung leben, stärker motiviert sind, gut für sich selbst zu sorgen.

Zu einer glücklichen Partnerschaft tragen vor allem zwei Faktoren bei: Vertrauen und die Fähigkeit, sich in die andere Person so hineinzuversetzen, dass man Probleme aus ihrer Perspektive wahrnimmt und beurteilt. So entsteht das Gefühl, liebevoll behandelt zu werden und gemeinsam stark zu sein. Wer sich so geschützt fühlt, ist gut gewappnet gegen Stressoren jeglicher Art.

Egal, ob Sie in einer Partnerschaft leben oder nicht: Wichtig ist, dass Sie sich mit anderen Menschen positiv verbunden fühlen. Emotionen wie Traurigkeit, Wut und das Gefühl, nicht zu genügen, können besonders belastend sein, wenn Sie sich gleichzeitig einsam fühlen. Immer wenn Sie sich so fühlen, ist es besonders wichtig, in Kontakt mit anderen Menschen zu kommen. Das muss nicht sofort sein, auch negative Gefühle gehören zum Leben. Aber es hilft, sich bewusst zu machen, dass soziale Interaktionen die Fähigkeit stärken, diese Gefühle zu durchleben und zu regulieren. Auch diese Fähigkeit leistet einen wichtigen Beitrag, möglichst lange gesund zu bleiben.

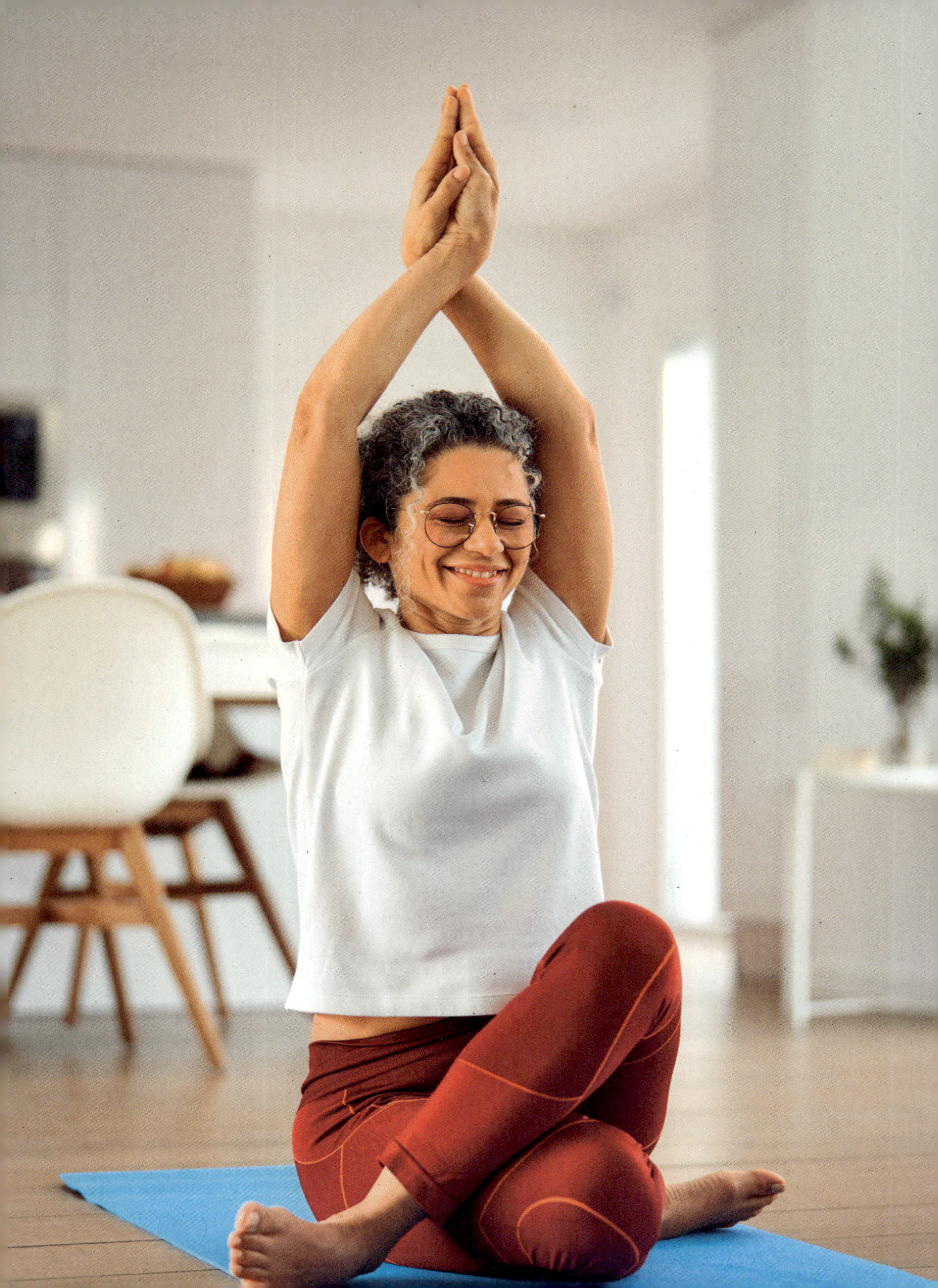

Lust auf Bewegung

Unser Körper ist dafür gemacht, sich zu bewegen. Ohne Bewegung könnten sich weder unsere Muskeln und Knochen noch unsere inneren Organe ausreichend mit Sauerstoff und Nährstoffen versorgen. Da unser Alltag meistens nur noch wenig körperliche Anstrengungen erfordert und wir vorwiegend sitzen, müssen wir uns ganz bewusst für Bewegung entscheiden, um gesund zu bleiben. Bewegung tut nicht nur dem Körper gut, wir brauchen sie auch für unsere psychische Gesundheit.

Die Evolution hat uns optimal dafür ausgestattet, zu Fuß zu gehen. Für unsere Vorfahrinnen war es überlebenswichtig, sich vor Angreifern und wilden Tieren schnell in Sicherheit bringen zu können. Und auch für die Jagd und das Sammeln von Nahrung mussten wir flink auf den Beinen sein. Dieses Erbe prägt uns immer noch – auch in einer Welt, die auf möglichst viel Bequemlichkeit aus ist.

Die Arbeitswelt verlangt uns heute – bis auf wenige Branchen – kaum noch körperlich anstrengende Tätigkeiten ab. Und auch der Alltag zu Hause ist dank zahlreicher Haushaltsgeräte deutlich weniger mühsam als früher. Dafür sitzen wir immer mehr: am Schreibtisch, am Fließband, an der Kasse, im Auto, im Bus oder auf dem Sofa. Zwischen viereinhalb und 12 Stunden sind es im Durchschnitt pro Tag.

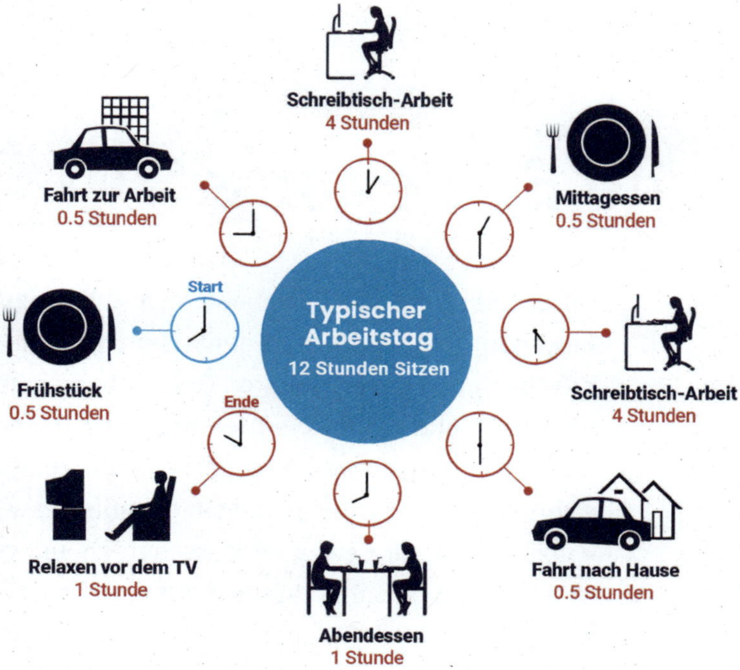

Bewegungsmangel hat Folgen

Bewegungsmangel verändert den Körper. Muskelgewebe schwindet und wird schwächer. Die daraus entstehenden Haltungsfehler verstärken das Problem weiter. Sie führen zu Schmerzen und Schäden am Skelett, zum Beispiel an der Wirbelsäule. Rückenschmerzen sind eine Volkskrankheit geworden.

Haltungsfehler beeinträchtigen auch die Arbeit der inneren Organe, zum Beispiel der Lunge. Dann wird der Atem flach, wir bekommen zu wenig Sauerstoff. Es ist keine neue Erkenntnis: Zu wenig Bewegung begünstigt die Entstehung vieler Zivilisationskrankheiten und kann die Lebenserwartung verkürzen.

Risiken von Bewegungsmangel

Bewegungsmangel trägt zur Entwicklung ungünstiger Veränderungen bei:

- → Das Körpergewicht steigt, wenn die Energiezufuhr nicht auf den niedrigeren Energieverbrauch angepasst wird und kann den Grad von krankhaftem Übergewicht erreichen (Adipositas).
- → Der Cholesterinspiegel (Blutfettwert) steigt.

- Der Blutdruck steigt und kann sich zu krankhaftem Bluthochdruck entwickeln.
- Muskel- und Knochengewebe werden weniger gut durchblutet und mit Nährstoffen versorgt.
- Schlafstörungen entstehen oder nehmen zu.
- Stimmungsschwankungen entstehen oder nehmen zu.
- Das Stressempfinden steigt.

Bewegungsmangel kann auch die Entstehung verschiedener Krankheiten begünstigen. Dazu gehören:

- Herz-Kreislauf-Erkrankungen
- Diabetes Typ 2
- Osteoporose
- Arteriosklerose (Gefäßverkalkung)
- Gelenkentzündungen (Rheuma)
- chronische Rückenschmerzen
- verschiedene Krebsarten, wie zum Beispiel Darmkrebs und Brustkrebs
- Angststörungen
- Depressionen
- Demenz

Obwohl den meisten von uns diese Zusammenhänge bewusst sind, fällt es uns im Allgemeinen schwer, mehr Bewegung in unseren Alltag einzubauen. Das hat aber nur zum Teil mit uns selbst zu tun. Den größten Anteil daran haben die Verhältnisse, in denen wir leben: wenig Platz für Fußgänger, unsichere Radwege, zu viel Monotonie am Arbeitsplatz – das sind nur einige Einflüsse unserer Umgebung auf unsere Alltagsentscheidungen.

> Dr. Kremlin Wickramasinghe, Regionalbeauftragte der Weltgesundheitsorganisation (WHO) für Ernährung, Bewegung und Adipositas in Europa: „Wenn jeder von uns sich für einen aktiveren Lebensstil entscheiden würde, wäre das wunderbar. Doch die Menschen verdienen ein Umfeld, in dem gesundheitsförderliche Bewegung ein integraler Bestandteil ihres Alltags ist. Dies lässt sich nur von Entscheidungsträgern, Gesundheitsfachkräften und Gemeinschaften realisieren, die gemeinsame Maßnahmen ergreifen und wirksame Konzepte entwickeln."

Bevor Sie sich also selbst Vorwürfe machen und zu dem Schluss kommen, dass Sie vielleicht nicht diszipliniert genug sind, überlegen Sie mal, wie viele Ihrer alltäglichen Tätigkeiten mit körperlicher Bewegung verbunden sind: Putzen Sie täglich? Beziehen Sie täglich Ihre Betten neu? Gehen Sie jeden Tag zu Fuß zur Arbeit oder nehmen Sie das Rad? Bei den meisten von uns finden sich wahrscheinlich relativ wenige Aufgaben im Alltag, bei denen wir uns bewegen **müssen**.

Das ist schade, denn diese Alltagsbewegungen steuern einen beachtlichen Teil zu unserem täglichen Bewegungspensum bei – und wenn sie fehlen, umgekehrt zu unserem täglichen Bewegungsmangel.

Was ist Bewegung?

Bewegung lässt sich in fünf Grundfähigkeiten einteilen, auch motorische Fähigkeiten genannt: Ausdauer, Kraft, Schnelligkeit, Koordination und Beweglichkeit. Alle fünf Fähigkeiten werden für unterschiedliche Arten von Bewegung benötigt und umgekehrt durch verschiedene Aktivitäten gefördert. Sie beeinflussen sich gegenseitig und lassen sich nicht immer streng voneinander trennen. So verbessert zum Beispiel Joggen zwar in erster Linie die Ausdauer, aber auch die Muskelkraft.

Welche Bewegungsfähigkeiten gibt es?

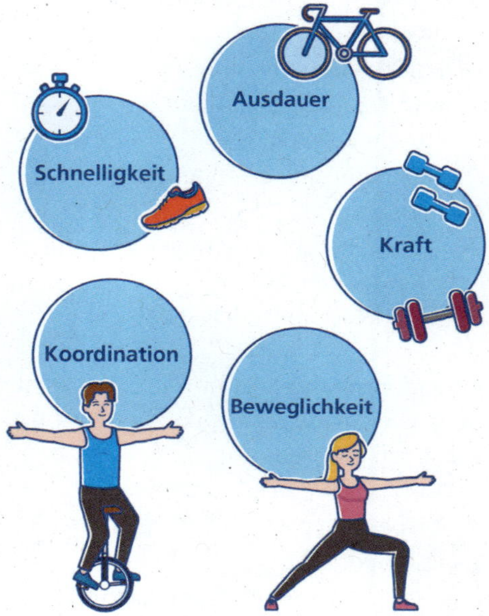

Intensität von Bewegung

Jede Art von Bewegung verbraucht Energie – allerdings unterschiedlich viel. Alltagsbewegungen sind dabei weniger intensiv als Leistungssport. So lässt sich die Intensität von Bewegungen einschätzen:

- Bewegungen mit **leichter Intensität**: Diese Kategorie umfasst die meisten Alltagsbewegungen wie Gehen oder das Tragen von leichten Gegenständen. Diese Bewegungen bilden die sogenannte **Grundaktivität**.
- Bewegungen mit **mittlerer Intensität**: Dazu gehören alle körperlichen Aktivitäten, die Sie als leicht anstrengend wahrnehmen. Sie können sich dabei zwar noch unterhalten, aber nicht mehr singen. Dazu gehören zum Beispiel Tanzen, Gymnastik, schnelles Gehen (Walken) oder Schwimmen.

- Bewegungen mit **hoher Intensität**: Körperliche Aktivitäten, die Sie als so anstrengend empfinden, dass Sie währenddessen nicht sprechen können und aus der Puste kommen, gehören in diese Kategorie. Beispiele sind schnelles Radfahren und Joggen.

Wie lassen sich Bewegungseinheiten vergleichen?

Um zu bestimmen, wie herausfordernd eine körperliche Aktivität ist, betrachtet man den Energieverbrauch. Er wird durch das metabolische Äquivalent ausgedrückt, kurz MET (abgeleitet vom englischen „Metabolic Equivalent of Task"). Wer einfach auf dem Sofa sitzt und sich nicht bewegt, verbraucht 1 MET.

Das MET wird in MET-Minuten oder MET-Stunden angegeben. Wenn Sie herausfinden wollen, wie viele MET-Minuten oder -Stunden Sie innerhalb einer Woche körperlich aktiv waren, multiplizieren Sie die Zeit, die Sie aufgewendet haben, mit dem MET-Wert der Aktivität. Die Weltgesundheitsorganisation (WHO) empfiehlt pro Woche mindestens zehn MET-Stunden Bewegung.

Wie unterscheidet sich Bewegung von Sport?

Der Übergang zwischen Bewegung und Sport kann fließend sein. Alle Formen fördern die Gesundheit.

So viel Energie verbraucht man im Haushalt und beim Freizeitsport

Metabolisches Äquivalent (MET) für verschiedene Aktivitäten

MET	Aktivität im Haushalt
2,5	Geschirr vom Tisch abräumen und spülen
3,2	Fenster putzen
3,3	Böden reinigen
6,0	Rasenmähen mit Handrasenmäher
3,5 bis 7,5	Garten umgraben

MET	Sportliche Freizeitaktivitäten
2,5	langsamer Spaziergang
4,0	Radfahren unter 16 km/h
5,3	Schwimmen (Freizeitsport)
7,0	Joggen
7,0	Fußball (Freizeitsport)
12,3	Seilspringen

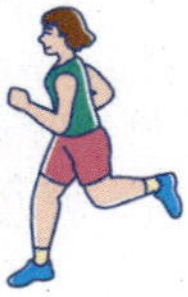

Lese-Beispiel:
Fensterputzen hat ein metabolisches Äquivalent von 3,2 MET. Wenn Sie eine Stunde Fenster putzen, haben sie 3,2 MET-Stunden abgeleistet.

- **Bewegung**: Hierzu zählen alle körperlichen Aktivitäten, die in der Freizeit, beim Spielen, bei der Arbeit, im Haushalt oder bei der Fortbewegung ausgeübt werden.
- **Sport**: Dazu gehören alle körperlichen Aktivitäten, die geplant, strukturiert wiederholend und zweckgerichtet ausgeübt werden, mit dem Ziel, die körperliche Fitness in einem oder mehreren motorischen Bereichen zu verbessern oder zu erhalten.

- **Leistungssport** legt den Fokus auf die größtmögliche Leistungssteigerung.
- Beim **Freizeitsport** stehen Freude, Spaß an der Bewegung, Erholung und Ausgleich im Mittelpunkt. Wird er regelmäßig ausgeübt, steigert er die Fitness, dient der Gesundheit und kann Krankheiten vorbeugen.
- **Gesundheits- und Rehasport** ist für Menschen geeignet, die unter Erkrankungen leiden. Sie sollen dadurch ihre Gesundheit verbessern, Rückfälle vermeiden und Folgeschäden reduzieren.

Aerober und anaerober Stoffwechsel

Während der körperlichen Aktivität nutzt der Körper Energie aus Kohlenhydraten und Fetten, und zwar mithilfe zwei verschiedener Stoffwechselprozesse:

→ Aerober Stoffwechsel: Dieser Prozess wird bei leichter bis mittlerer Intensität genutzt. Der größte Teil der Energie wird mithilfe von Sauerstoff gewonnen.

→ Anaerober Stoffwechsel: Dieser Stoffwechselprozess kommt bei mittlerer bis hoher Intensität zum Tragen. Steigt die Belastung, zum Beispiel beim Krafttraining, kann der Körper nicht mehr so viel Sauerstoff aufnehmen, wie benötigt wird, um die Energie, die kurzfristig und schnell gebraucht wird, herzustellen. Dann läuft die Energiegewinnung ohne Sauerstoff ab. Dabei werden die Kohlenhydrate allerdings nur unvollständig abgebaut, die Muskeln ermüden dann schneller.

→ Viele, die mit dem Ausdauersport anfangen, laufen zu schnell und überfordern sich damit. Beine wie Blei, Seitenstechen und das Gefühl, nicht genug Luft zu bekommen – all das sind Zeichen dafür, dass der Stoffwechsel im anaeroben Bereich ist. Wer mit dem Freizeitsport beginnt, fühlt sich dadurch oft frustriert, erfahrene Sportler:innen können durch Herbeiführen dieser „Sauerstoffschuld" einen größeren Trainingseffekt erzielen.

→ Wenn Sie Freizeitsport auch deshalb machen, weil Sie Gewicht verlieren möchten, ist es günstig, im aeroben Stoffwechselbereich zu trainieren. Strengen Sie sich beim Sport ruhig an, aber überfordern Sie sich nicht.

Warum ist Bewegung wichtig?

Bewegung ist wichtig für ein gesundes Herz-Kreislauf-System, den Bewegungsapparat, den Stoffwechsel, das Immunsystem, das Nervensystem, die Gehirnfunktionen, die Hormone und die Psyche.

- Die Muskeln werden besser durchblutet, mit Nährstoffen versorgt und aufgebaut.
- Sehnen und Bänder, die die Gelenke schützen, werden gestärkt.
- Die Atemmuskeln werden gestärkt, die Atmung wird effizienter, man kommt nicht mehr so schnell aus der Puste.
- Das Herz wird kräftiger und kann mehr Sauerstoff in den Körper pumpen. Es nimmt pro Herzschlag mehr Sauerstoff auf. Der Ruhepuls sinkt.
- Es werden mehr Botenstoffe, wie zum Beispiel Endorphine, produziert.
- Die Neubildung von Nervenzellen im Gehirn wird begünstigt.
- Stresshormone wie Cortisol werden abgebaut.

Warum ist Bewegung gut für die Psyche und das Nervensystem?

In wissenschaftlichen Untersuchungen wurde ein Zusammenhang zwischen dem Maß an körperlicher Aktivität und der psychischen Gesundheit festgestellt. Wer regelmäßig in Bewegung war, hatte seltener mit Angststörungen und Depressionen zu tun und schlief besser. Wer sich körperlich gut fühlte, berichtete von positiven Effekten auf das Selbstwertgefühl, das Selbstbewusstsein und die Selbstwirksamkeit, also die Überzeugung, dass man auch schwierige Situationen bewältigen kann.

Bewegung verbessert die Gehirndurchblutung, es wird mit mehr Sauerstoff versorgt. Bewegung fördert außerdem die Bildung und Vernetzung von Nervenzellen in bestimmten Gehirnregionen. Es werden vermehrt Botenstoffe ausgeschüttet, zum Beispiel Endorphine, sogenannte Glückshormone. Außerdem werden mehr Serotonin und Noradrenalin gebildet. Diese Botenstoffe sind an der Steuerung des Schlaf-Wach-Rhythmus, des Blutdrucks, der Emotionen und der Darmfunktion beteiligt. Stresshormone, wie Cortisol und Adrenalin, werden durch Bewegung abgebaut.

Warum ist Bewegung gut für die Denkfähigkeit?

Ein durch Bewegung besser durchblutetes Gehirn wird mit mehr Sauerstoff und Nährstoffen versorgt. Das kann sowohl kurzfristige als auch langfristige positive Effekte haben:

- Das Nervenwachstum wird gefördert.
- Verbindungen zwischen Nervenzellen bleiben länger erhalten.
- Gehirnvolumen und Gedächtnis bauen im Alter langsamer ab.
- Chronische Entzündungen in den Blutgefäßen (Arteriosklerose) nehmen ab.
- Menschen mit Schizophrenie oder Depressionen profitieren von einer gesteigerten geistigen Leistungsfähigkeit.

- Bei Menschen mit Alzheimer schreitet der Abbauprozess langsamer voran, wenn sie sich regelmäßig bewegen.

Mit Bewegung Krankheiten vorbeugen

Vor allem die präventiven Wirkungen von Bewegung haben eine große Bedeutung, denn regelmäßige körperliche Aktivität beugt vielen Erkrankungen vor. Dazu gehören:

- Osteoporose und Komplikationen bei Stürzen, Rückenschmerzen und Gelenkbeschwerden
- Koronare Herzkrankheit, Bluthochdruck und Herzinfarkt
- Übergewicht, erhöhte Blutfettwerte und Diabetes Typ 2
- Schlaganfall
- verschiedene Krebsarten
- Lungenerkrankungen und Infektionskrankheiten wie Erkältungen
- Depressionen und Ängste

Regelmäßige Bewegung hat außerdem positive Auswirkungen auf die Selbstständigkeit im Alter. Starke Muskeln und Knochen sind eine Voraussetzung, um die Aktivitäten des täglichen Lebens möglichst lange bewältigen zu können, wie zum Beispiel Körperpflege, Anziehen, Essenszubereitung, Einkaufen und Haushaltsführung. Regelmäßige Bewegung reduziert damit auch das Risiko, pflegebedürftig zu werden.

Tipps für mehr Bewegung im Alltag

Jede Bewegung ist besser als keine. Gerade wenn Sie eine längere Bewegungspause gemacht haben, sollten Sie mit einfachen Aktivitäten anfangen, die Sie leicht in Ihren Alltag einbauen können.

- Sorgen Sie jeden Tag für Bewegungshappen. Auch zehn Minuten zügiges Gehen, Dehn- oder Kraftübungen kurbeln das Herz-Kreislauf-System an, sorgen für mehr Beweglichkeit und Kraft – besonders, wenn Sie sich dafür regelmäßig Zeit nehmen, vielleicht sogar mehrmals am Tag.
- Nehmen Sie statt Aufzug und Rolltreppe die Treppe. Steigern Sie Frequenz und Intensität: von einmal pro Woche bis täglich, von einer Etage bis alle Etagen, von langsam bis schnell.
- Gehen Sie spazieren. Fangen Sie mit zweimal 15 Minuten pro Woche an und steigern Sie sich auf eine Stunde pro Tag.
- Steigen Sie eine Station früher aus dem Bus oder der U-Bahn aus und gehen Sie den Rest des Weges zu Fuß. Oder parken Sie Ihr Auto nicht direkt vor der Tür, sondern drei Straßen weiter.
- Vermeiden Sie so oft es geht Bequemlichkeit: Gehen Sie zu Fuß anstelle mit dem Auto zu fahren, verabreden Sie sich zum Spazierengehen anstatt zum Kaffeetrinken, hängen Sie die Wäsche

auf anstatt den Trockner zu benutzen usw.

- Machen Sie sich einen Plan und tragen Sie Bewegungszeiten in Ihren Kalender ein.
- Gibt es Sportangebote in Ihrer Nähe? Suchen Sie Anschluss an Gleichgesinnte in Volkshochschulkursen, Vereinen oder Fitnessstudios.
- Nutzen Sie Apps, um Ihre Schritte zu tracken, Ideen für Bewegungseinheiten zu bekommen und Ihre Fortschritte festzuhalten.
- Belohnen Sie sich fürs Dranbleiben mit einem Kinobesuch, einer Verabredung oder einem Ausflug. Es ist wichtig, Erfolge zu feiern!

Tipps für mehr Bewegung am Arbeitsplatz

- Stehen Sie beim Telefonieren auf, laufen Sie durch den Raum, machen Sie Kniebeuge oder Push-ups an der Wand.
- Machen Sie eine bewegte Mittagspause: Spazierengehen mit Kolleginnen und Kollegen, Bewegungseinheiten im Pausenraum oder Stuhlgymnastik im Büro. Was passt zu Ihrer Situation?
- Achten Sie auf Ihre Haltung beim Sitzen, besonders, wenn Sie am Schreibtisch arbeiten.

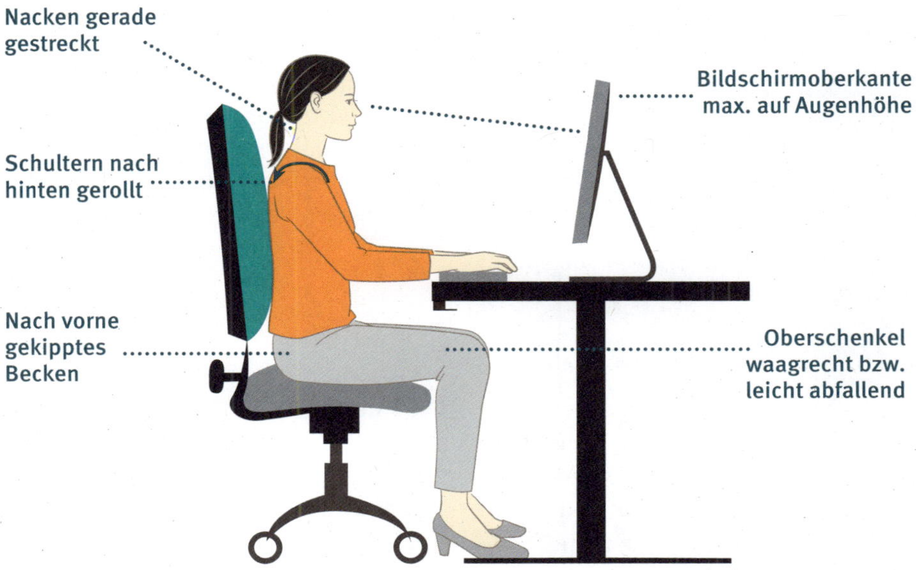

- Ein Merksatz für lange Sitzzeiten: Die beste Sitzhaltung ist immer die nächste. Denn jede Haltung wird zum Problem, wenn sie zu lange eingenommen wird. Bleiben Sie also beim Sitzen in Bewegung.
- Nutzen Sie den Drucker, das Fax, die Handbibliothek oder die Kaffeemaschine, die am weitesten von Ihrem Schreibtisch entfernt ist.
- Machen Sie Stuhlgymnastik: Rollen Sie Ihre Schultern, tippen Sie mit den Fußspitzen einen Rhythmus, strecken Sie Ihre Beine abwechselnd und kreisen Sie Ihre Fußgelenke in beide Richtungen, ziehen Sie Ihre Knie an, beugen Sie sich nach vorne usw.

ACHTUNG

Gesundheit checken lassen

Wenn Sie vielleicht länger keinen Sport gemacht haben, sollten Sie Ihren Hausarzt oder Ihre Hausärztin fragen, ob etwas dagegen spricht und worauf Sie besonders Acht geben sollten.

GUT ZU WISSEN

Müssen es 10.000 Schritte am Tag sein?

Sie haben diesen Rat bestimmt schon mal gehört: Wer 10.000 Schritte am Tag geht, lebt gesünder. Die Zahl ist aber nicht wissenschaftlich belegt. Eine Studie mit älteren Frauen hat untersucht, welche Verbindung zwischen der Anzahl der täglich zurückgelegten Schritte über sieben Tage und der Gesamtsterblichkeit besteht. Dabei kam heraus, dass ältere Frauen, die 4.400 Schritte am Tag gingen, ein geringeres Sterblichkeitsrisiko hatten als Frauen, die 2.700 Schritte täglich zurücklegten. Außerdem stellten die Forschenden fest, dass das Sterblichkeitsrisiko mit mehr Schritten am Tag weiter abnahm. Das galt bis zu einer Anzahl von 7.500 Schritten. Alles, was darüber hinausging, hatte keinen zusätzlichen Gesundheitseffekt.

Wenn Sie sich bereits regelmäßig körperlich betätigen beziehungsweise den Wiedereinstieg in die regelmäßige Bewegung geschafft haben, haben Sie eine gute Grundlage für den nächsten Schritt gelegt. Jetzt geht es darum, Ihre Fitness gezielt zu steigern, bis Sie die von der Weltgesundheitsorganisation (WHO) empfohlene Menge an wöchentlichen Bewegungseinheiten erreicht haben.

Was empfiehlt die WHO?

Die WHO-Empfehlungen geben an, wie viel Bewegung pro Woche Sie mindestens einplanen sollten.

Um einen positiven Effekt auf die Gesundheit zu erreichen, sollten Sie versuchen, noch etwas mehr zu tun. Vielleicht kommen Sie ja sogar auf die Maximalwerte, die die WHO für Menschen bis 65 Jahre nennt:

- → 5 Stunden moderate Bewegung pro Woche oder
- → 2,5 Stunden intensive Bewegung pro Woche

TRAININGSART	ERWACHSENE AB 18 JAHREN	ERWACHSENE AB 65 JAHREN
Ausdauer	→ mindestens 150–300 Minuten mittlere Intensität oder → mindestens 75–150 Minuten hohe Intensität pro Woche	
Kraft	an mindestens 2 Tagen pro Woche für alle größeren Muskelgruppen	
Sitzzeit	Reduzieren und durch körperliche Aktivität jeder Art ersetzen	
weitere Empfehlungen		An mindestens 3 Tagen Gleichgewichtsübungen plus Krafttraining (Sturzprävention)

Ausdauertraining

Beim Ausdauertraining schlägt Ihr Herz schneller. Zur Orientierung, welche Herzfrequenz dabei die richtige ist, gilt folgende Faustformel:

180 – Lebenszeit = optimale Herzfrequenz

Das heißt: Wenn Sie 52 Jahre alt sind, sollten Sie beim Joggen, auf dem Stepper oder beim Radfahren eine Herzfrequenz von 128 Schlägen pro Minute ansteuern. Ausdauergeräte in Fitnessstudios zeigen in der Regel die Herzfrequenz und weitere Werte an. Wenn Sie in der Natur unterwegs sind, können Sie eine Tracking-Uhr dafür nutzen oder – oldschool – Ihren Puls selbst zählen, zum Beispiel auf halbem Weg. Suchen Sie am Hals die Schlagader und zählen 15 Sekunden lang Ihre Herzschläge, die Anzahl mit vier multipliziert, ergibt Ihre Herzfrequenz.

Was, wenn Sie die Empfehlungen nicht erreichen?

Die WHO empfiehlt zweieinhalb Stunden intensive Bewegung pro Woche. Je nachdem, wie Ihre Lebenssituation aussieht, kann das ganz schön viel sein. Kümmern Sie sich um

Angehörige, vielleicht sogar pflegebedürftige, möglicherweise sogar neben Ihrem Beruf? Sind Sie durch besondere Lebensumstände belastet, vielleicht durch Geldsorgen oder Scheidung? Haben Sie Schmerzen oder chronische Krankheiten und sind deshalb körperlich nicht so belastbar? Es gibt viele Gründe, die regelmäßige Bewegung erschweren.

Denken Sie daran: Entscheidend ist, dass Sie versuchen, regelmäßig etwas für sich und Ihren Körper zu tun. Die empfohlenen Mindestzeiten sollen Ihnen dabei eine Orientierung geben. Wichtig ist, dass Sie nicht aufgeben, wenn es nicht sofort nach Wunsch läuft. Auch, wenn Sie nur 15 Minuten am Tag schaffen, haben Sie schon viel erreicht. Das bestätigt auch eine Studie mit über 400.000 Menschen. Sie bewegten sich 15 Minuten täglich, walkten oder joggten beispielsweise. Das hatte deutliche Vorteile gegenüber gar keiner Bewegung: Diese Menschen hatten eine höhere Lebenserwartung und verstarben seltener an schweren Erkrankungen, wie zum Beispiel Krebs.

Krafttraining

Krafttraining steht eigentlich an erster Stelle, denn ohne Muskeln, die in der Lage sind, das eigene Körpergewicht zu tragen, kann Ausdauertraining zu Schmerzen führen. Die WHO empfiehlt, an mindestens zwei Tagen in der Woche die Muskeln zu kräftigen. Möglicherweise kann es sinnvoll sein, am Anfang mehr Krafteinheiten einzulegen, um Fehlhaltungen und Ausweichbewegungen beim Ausdauertraining vorzubeugen. Am besten sprechen Sie darüber mit einer Ärztin, einem Physiotherapeuten oder einer Sporttrainerin.

Kraft entsteht, wenn Sie gezielt gegen einen Widerstand arbeiten. Das ist zum Beispiel beim Treppensteigen Ihr eigenes Körpergewicht. Dabei müssen Sie mit einem Bein Ihr Körpergewicht tragen und nach oben schieben – Treppensteigen kann auf diese Weise effektiv Kraft in den Beinen aufbauen. Auch beim Yoga oder anderen Gymnastikformen trainieren Sie Kraft.

Sie können diese und weitere Kraftübungen, wie zum Beispiel ein Gewicht über Kopf drücken oder Liegestütze, auch zu Hause machen. Bei vielen Übungen kann der eigene Körper dabei Ihr wichtigstes Trainingsgerät sein. Gerade, wenn Sie erst mit dem Training beginnen, ist es aber gut, sich in einem Fitnessstudio beraten zu lassen, in einem Verein zu trainieren oder an einem Präventionskurs teilzunehmen (→ Seite 142). Dort können Sie die für sich passenden Übungen gemeinsam mit einer Sporttrainerin auswählen und einüben.

Gesundheitseffekte von Krafttraining

Der Körper besitzt etwa 640 Muskeln und 215 Knochen. Krafttraining übt Zug- und

Druckbelastungen auf Muskeln, Sehnen und Knochen aus. Es sorgt dafür, dass die Muskelmasse und die Muskelkraft zunehmen, aber auch dafür, dass mehr Knochenmasse aufgebaut wird. Das steigert die Knochendichte und senkt so das Risiko von Knochenbrüchen.

Unter Belastung ziehen sich Muskeln zusammen und nehmen dabei bestimmte Botenstoffe aus dem Blut auf. Umgekehrt geben Sie Botenstoffe ins Blut ab, die nur in der Muskulatur entstehen: Myokine. Diese Botenstoffe dienen der Kommunikation zwischen Muskeln, Gehirn, Fettgewebe, Knochen, Haut, Gefäßen und inneren Organen. Außerdem sind sie am Zuckerstoffwechsel und am Immunsystem beteiligt und sollen so Zivilisationskrankheiten vorbeugen können.

Ein weiterer wichtiger Aspekt: Muskeln verbrauchen mehr Energie als Fettgewebe. Deshalb hilft es beim Abnehmen, Muskelmasse aufzubauen und so den Grundumsatz des Körpers zu steigern. Mehr Muskelmasse wirkt sich auch positiv auf das Herz-Kreislauf-System aus, zum Beispiel, indem es Venenschwäche vorbeugt.

Krafttraining kann dazu beitragen, das Sterberisiko zu senken und länger selbstständig und selbstbestimmt zu leben. Es hat damit einen nicht unerheblichen Einfluss auf die Lebenszufriedenheit.

GUT ZU WISSEN

Auch die Schnellkraft ist wichtig

Beim Krafttraining kommt es nicht allein darauf an, wie hoch die Widerstände sind, gegen die die Muskeln arbeiten müssen, sondern auch darauf, wie schnell die Gewichte bewegt werden. Wenn Sie ans Treppensteigen denken: Wie leicht fällt es Ihnen, sich schnell mit einem Bein nach oben zu drücken? Diese Schnellkraft ist beispielsweise auch beim Aufstehen aus einem Sessel wichtig. Die Kraft der Muskeln allein reicht nicht aus, um sich aus einem tieferen Sitz zu erheben. Auch die Fähigkeit, diese Kraft schnell zu aktivieren, spielt hierbei eine Rolle.

So integrieren Sie Kraftübungen in Ihren Alltag

Nutzen Sie Gelegenheiten für Bewegungshappen auch für kräftigende Übungen, zum Beispiel beim Zähneputzen. Währenddessen können Sie zum Beispiel einige Kniebeugen machen. Oder tauschen Sie Ihr Sofa mit der Gymnastikmatte, wenn Sie im Fernsehen die Nachrichten schauen.

→ **Theraband:** Mit einem Theraband, das es in unterschiedlichen Stärken gibt, können Sie einfache Kräftigungsübungen machen.

→ **Kniebeugen:** Damit trainieren Sie sowohl die Bein- als auch die Rumpfmuskulatur. Am Anfang können Sie sich die Übung erleichtern, indem Sie die Fersen auf ein Buch stellen und die Knie leicht nach außen zeigen lassen.

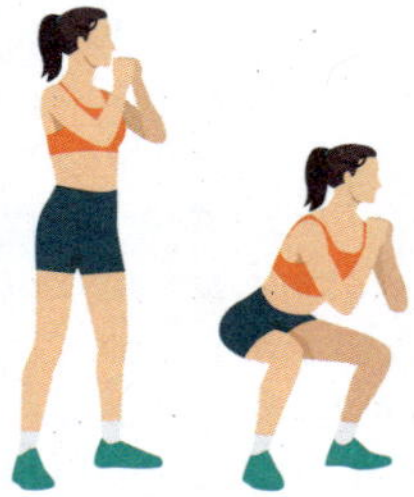

→ **Diagonales Heben:** Mit dieser Übung trainieren Sie Ihre Rumpfmuskulatur. Gehen Sie dafür in den Vierfüßlerstand und heben Sie gestreckt abwechselnd je einen Arm und das entgegengesetzte Bein. Falls das zu schwierig ist, strecken Sie Arme und Beine nacheinander. Vermeiden Sie dabei ein Hohlkreuz und eine Beckendrehung und halten Sie den Kopf in Verlängerung der Wirbelsäule.

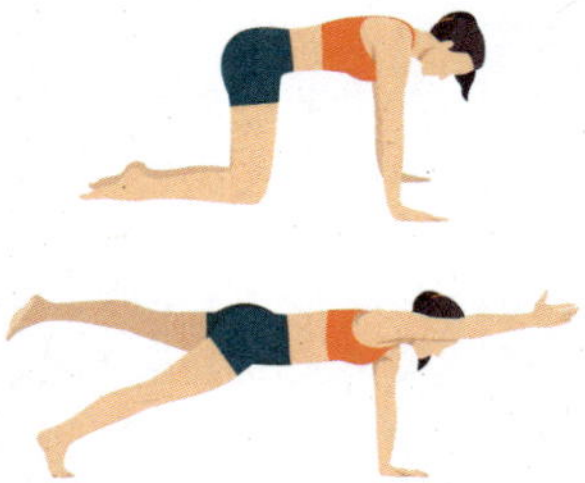

→ **Crunches:** Sie stärken Ihre Bauchmuskeln, indem Sie sich auf den Rücken legen und Ihre Füße hüftbreit aufstellen. Kommen Sie dann langsam mit dem Oberkörper hoch und führen Sie Ihre Arme gestreckt nach vorne, bis Ihre Hände in Höhe der Knie sind. Senken Sie dann den Rumpf langsam wieder ab, ohne den Oberkörper komplett abzulegen. Wiederholen Sie die Bewegung einige Male. **Achtung:** Falls Sie zu Rückenschmerzen neigen, ist diese Übung möglicherweise nicht geeignet.

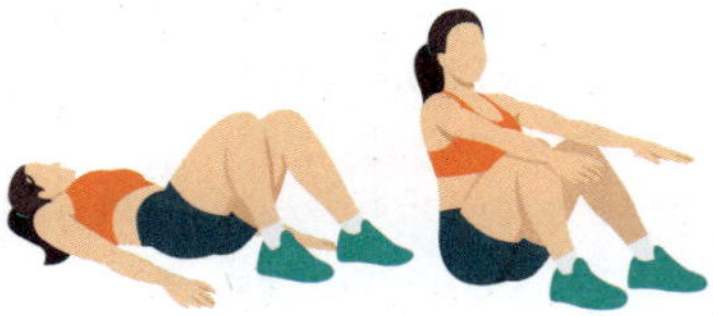

Gleichgewichtstraining

Gleichgewichtstraining hilft, die tieferliegenden Muskelschichten und den Gleichgewichtssinn zu schulen. Beides ist wichtig, um Stürzen vorzubeugen.

Mithilfe des Gleichgewichtssinns kann sich der Körper in jeder Position gut ausbalancieren: im Sitzen, im Stehen, im Gehen oder im Einbeinstand. Der Gleichgewichtssinn setzt sich aus mehreren Einzelsinnen zusammen:

- **Vestibuläre Wahrnehmung:** Mithilfe eines Gleichgewichtsorgans, das im Innenohr sitzt, nehmen wir Qualitäten wie Beschleunigung und Anziehungskraft wahr.
- **Tiefensensibilität:** Rezeptoren in den Muskeln, Sehnen und Gelenken übermitteln dem Gehirn Informationen darüber, wie sie sich im Raum bewegen und zueinander stehen. Das nennt sich auch propriozeptive Wahrnehmung.
- **Tastsinn**: Rezeptoren auf der Oberfläche der Haut übermitteln dem Gehirn Informationen darüber, wo die Körpergrenzen verlaufen.
- **Visuelle Wahrnehmung**: Unsere Augen liefern Informationen über die Umgebung und vermitteln so dem Gehirn wichtige Anhaltspunkte zur Stellung des Körpers im Raum.

Gleichgewichtstraining soll das Zusammenspiel der einzelnen Gleichgewichtsqualitäten verfeinern und die Koordination verbessern. Es trainiert außerdem die Konzentration und die Muskelkraft. So soll Stürzen vorgebeugt werden.

So integrieren Sie Gleichgewichtsübungen in Ihren Alltag

Das Gleichgewicht lässt sich recht einfach zwischendurch trainieren, Sie brauchen dafür nur einen Gegenstand zum Festhalten in der Nähe: einen Stuhl, einen Tisch oder eine Wand. Wiederholen Sie die Übungen jeweils mindestens drei Mal.

- **Auf einem Bein stehen:** Ziehen Sie ein Knie im 90-Grad-Winkel hoch. Balancieren Sie auf dem Standbein. Sie können die Übung anspruchsvoller machen, wenn Sie sich auf eine weiche Unterlage stellen oder sich abwechselnd auf die Zehenspitze hochdrücken und wieder absenken. Sie können den Schwierigkeitsgrad weiter erhöhen, indem Sie eine Oberkörperdrehung machen.

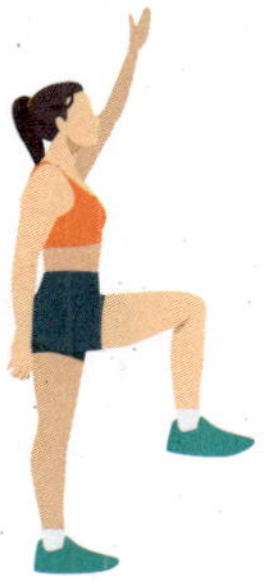

- **Waage:** Wenn Sie auf einem Bein stehen, führen Sie das angewinkelte Bein nach hinten. Auch hier erhöhen Sie den Schwierigkeitsgrad, wenn Sie sich auf die Zehenspitzen stellen oder die Arme vorne zusammenführen. Diese Übung stärkt zudem die Rückenmuskulatur.

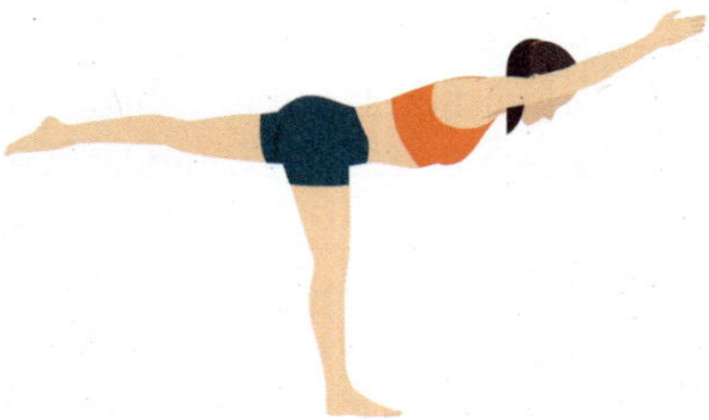

- **Ausfallschritt:** Machen Sie mit einem Bein einen Schritt nach vorne und senken Sie das hintere Knie mehrmals ab. Dann wechseln sie die Seite. Sie können den Schwierigkeitsgrad erhöhen, indem Sie kleine Hanteln in die Hände nehmen und im Bewegungsrhythmus über den Kopf führen und wieder absenken.

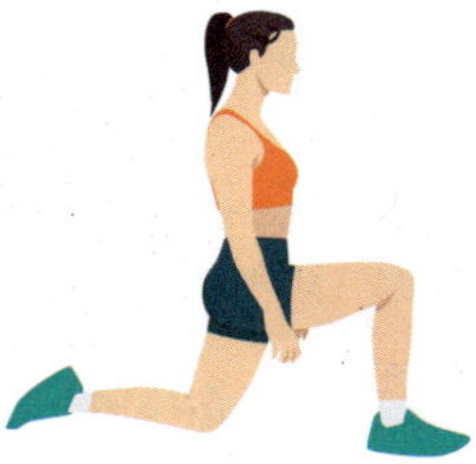

Beweglichkeit

CHECKLISTE

Wie beweglich sind Sie?

Stellen Sie sich aufrecht hin und versuchen Sie, mit den Fingerspitzen den Boden zu berühren, ohne die Knie dabei zu beugen. Wenn Ihnen das nicht gelingt, könnten Sie etwas für Ihre Beweglichkeit tun.

Beweglichkeit heißt: Sie können Bewegungen so ausführen, dass Sie Ihr volles Bewegungsausmaß ausschöpfen. Dazu bedarf es einer Dehnfähigkeit von Muskeln, Sehnen, Bändern und Gelenkkapseln. Davon abzugrenzen ist die **Gelenkigkeit**. Sie meint den Bewegungsbereich, den Strukturen wie Gelenkknochen, Knorpel und Bandscheiben ermöglichen. Der Grad der Gelenkigkeit kann die Beweglichkeit begrenzen.

Beweglichkeit lässt sich in aktive und passive Beweglichkeit unterteilen:

- Aktive oder physiologische Beweglichkeit bezeichnet das Bewegungsausmaß, das man durch eigene Muskelkontraktionen erreichen kann.
- Passive oder anatomische Beweglichkeit ist das Bewegungsausmaß, das durch äußere Einwirkung zu erzielen ist. So können Sie Ihren ausgestreckten

Arm aus eigener Kraft weniger weit nach hinten führen, als wenn ein Partner Ihren Arm vorsichtig nach hinten führt. Die passive Beweglichkeit ist größer als die aktive.

Jeder Muskel im Körper hat einen Gegenspieler. Beide zusammen ermöglichen es dem Gelenk, sein volles Bewegungsausmaß zu erreichen. So ist zum Beispiel auf der Vorderseite des Oberarms der Bizeps dafür zuständig, den Ellenbogen zu beugen und auf der Rückseite des Oberarms der Trizeps dafür, ihn wieder zu strecken. Naturgemäß ist der Bizeps größer, trotzdem arbeiten beide ausbalanciert zusammen.

Wenn Sie in Ihrem Alltag dieselben Bewegungen immer wieder machen (müssen) und andere Bewegungen zu kurz kommen, führt das dazu, dass die oft genutzten Muskeln stark werden und damit weniger dehnbar – man spricht auch davon, dass sie sich verkürzen. Dagegen werden die wenig genutzten schwach – und haben dadurch weniger Kraft. Beweglichkeitstraining soll die verkürzten Muskeln wieder geschmeidiger machen und so die natürliche Balance zwischen den Muskeln fördern

Wenn Sie viel sitzen müssen, sind häufig die hinteren Oberschenkelmuskeln, die vorderen Schultermuskeln, die Brustmuskeln und die hüftbeugenden Muskeln verkürzt. Diese Verkürzungen tragen oft dazu bei, dass Rückenschmerzen entstehen – gerade dann, wenn die Rücken- und Bauchmuskulatur zu schwach ist.

Wichtig ist, dass Sie verkürzte Muskelgruppen regelmäßig dehnen. Sie sollten deshalb ausreichend Zeit für Dehnübungen in Ihr wöchentliches Trainingsprogramm einbauen. Vor allem dann, wenn Sie Krafttraining machen. Sie können sie entweder gezielt als Einzelübungen durchführen oder im Rahmen eines Gymnastikprogramms, zum Beispiel beim Yoga. Geschmeidige Muskulatur trägt übrigens auch dazu bei, dass Sie sich leichter entspannen können.

→ **TIPP So dehnen Sie richtig und integrieren Dehnübungen in Ihren Alltag**

- → Dehnen Sie sich langsam und kontrolliert.
- → Dehnen Sie sich sanft bis zur Schmerzgrenze.
- → Konzentrieren Sie sich auf die Entspannung der gedehnten Muskelpartie.
- → Unterstützen Sie die Dehnung durch bewusstes Ausatmen.
- → Dehnen Sie sich mindestens 15 Sekunden lang, das sind vier bis fünf Atemzüge.
- → Wiederholen Sie die Dehnübung ein- bis zweimal.

Diese Übungen sind im Stehen möglich und lassen sich leicht zwischendurch einbauen, zum Beispiel, wenn Sie darauf warten, dass der Kaffee durch die Maschine läuft.

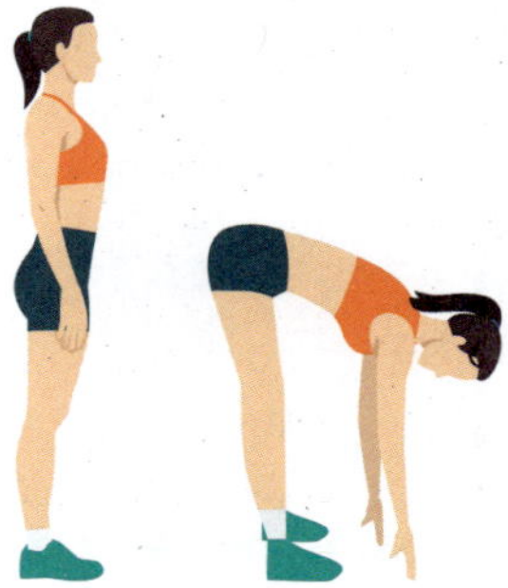

→ **Brustmuskulatur:** Nehmen Sie beide Arme gestreckt nach hinten und fassen Sie Ihre Hände fest zusammen. Ziehen Sie Ihre Hände nach hinten und unten, schieben Sie Ihren Brustkorb vor, machen Sie den Hals lang und schieben Sie Ihr Kinn zurück. Atmen Sie tief ein und aus.

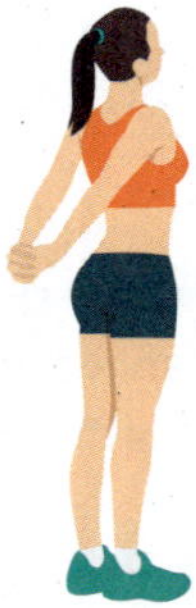

→ **Hintere Oberschenkelmuskulatur:** Die Füße stehen parallel nebeneinander, die Beine sind gestreckt. Aus dieser Position beugen Sie sich aus der Hüfte heraus nach vorn und versuchen, mit den Fingerspitzen Ihre Zehen zu erreichen. Nicht wippen oder federn! Beim Aufrichten darauf achten, dass die Knie leicht gebeugt sind und der Bauch fest angespannt ist.

→ **Hüftbeuger:** Stellen Sie sich auf ein Bein und halten Sie sich gegebenenfalls an einer Wand oder Stuhllehne fest. Fassen Sie den Fußknöchel mit der Hand und ziehen Sie den Fuß zum Po. Achten Sie darauf, dass Ihre Knie zusammenbleiben und schieben Sie Ihr Becken leicht vor, um die Dehnung zu verstärken.

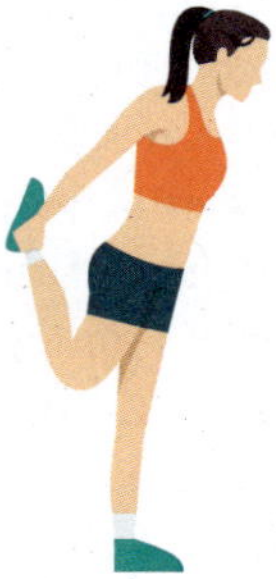

GUT ZU WISSEN

Überbeweglichkeit

Frauen sind im Durchschnitt beweglicher als Männer. Bei ihnen kommt es aber auch häufiger vor, dass sie eine Überbeweglichkeit in den Gelenken haben. Dann können sie einzelne oder mehrere Gelenke über den normalen Bewegungsradius hinaus bewegen.
Viele überbewegliche Menschen leben ohne Beschwerden. Andere haben mit Schmerzen, knackenden Gelenken oder starker Erschöpfung nach körperlichen Belastungen zu kämpfen. Überbewegliche Menschen haben eine höhere Neigung zu Blutergüssen, Venen- und Verdauungsbeschwerden.
Sie könnten überbewegliche Gelenke haben, wenn Sie Ihren Daumen so weit biegen können, dass er die Innenseite Ihres Unterarms berührt oder wenn Sie Ihre Ellenbogen so weit strecken können, dass sie um mehr als 10 Grad überstrecken.
Falls Sie eine Überbeweglichkeit bei sich beobachten, aber keine Beschwerden haben, müssen Sie sich keine Sorgen machen. Bei Beschwerden allerdings holen Sie sich am besten ärztlichen Rat.

Beispiel-Wochenplan WHO

So könnte Ihre Bewegungswoche aussehen:

	MONTAG	DIENSTAG	MITTWOCH	DONNERSTAG	FREITAG	SAMSTAG	SONNTAG
Vormittags	15 Minuten Gleichgewichtsübungen	15 Minuten Kraftübungen		15 Minuten Gleichgewichtsübungen		15 Minuten Kraftübungen	Ruhetag
Nachmittags	30 Minuten Radfahren	15 Minuten Dehnübungen	60 Minuten Walken		60 Minuten Walken	15 Minuten Dehnübungen	

Präventionskurse

Sie müssen den (Neu-/Wieder-)Einstieg in Ihr Bewegungsprogramm nicht alleine schaffen. Die gesetzlichen Krankenkassen bezuschussen für ihre Versicherten zwei Mal im Jahr die Teilnahme an einem Präventionskurs. Diese Kurse sollen Wissen über gesundheitsförderliches Verhalten vermitteln und Gelegenheiten schaffen, dieses Verhalten auch gleich einzuüben – zusammen mit Gleichgesinnten (vielleicht treffen Sie dabei sogar Ihre zukünftige Trainingspartnerin).

Sie können auswählen, in welchem Bereich Sie dieses Angebot in Anspruch nehmen möchten. Qualitätsgeprüfte Kurse gibt es zu den Themen Bewegung, Stressmanagement, Entspannung, Ernährung oder Suchtprävention. Yoga-Kurse fallen eher in den Bereich Entspannung, im Bewegungsbereich geht es oft um Ausdauertraining, wie zum Beispiel Nordic Walking oder Aqua-Fitness.

Kurse, die von den Krankenkassen gefördert werden, müssen ein Zertifikat der „Zentralen Prüfstelle Prävention" haben. Diese Prüfstelle ist eine Gemeinschaftseinrichtung der Krankenkassen und prüft, ob Kursleiterin bzw. Kursleiter und Kursinhalte den Kriterien entsprechen, die im Leitfaden Prävention festgeschrieben sind. Das heißt: Wenn Sie an einem geprüften Präventionskurs teilnehmen, können Sie davon ausgehen, dass Sie fachlich gut angeleitet werden.

→ TIPP

Besuchen Sie die Website Ihrer Krankenkasse und geben Sie ins Suchfeld „Präventionskurs" ein. In der Präventionskurs-Datenbank können Sie nach Wohnort oder Themenbereich eingrenzen, welcher Kurs für Sie infrage kommt. Die Krankenkasse erstattet meistens nicht den vollen Betrag, sondern bezuschusst den Kurs in einer vorher festgelegten Höhe. Nach Ende des Kurses reichen Sie die Unterlagen bei Ihrer Krankenkasse ein. Sie überweist dann den Zuschuss.
Auch die Rentenversicherung unterstützt Sie mit Präventionsangeboten, zum Beispiel hier: **www.rv-fit.de**

Vorsorgekuren

Präventionskurse richten sich allgemein an Menschen, die ihre Gesundheit fördern möchten. Für Personen, die bereits Gesundheitsprobleme haben, gibt es die Möglichkeit, Vorsorgeleistungen in Anspruch zu nehmen, die ärztlich verordnet werden müssen. Sie bieten sich vor allem dann an, wenn andere Behandlungen nicht ausreichen, zum Beispiel, wenn Sie beruflich oder familiär zu stark eingebunden sind. Diese Vorsorgeleistungen sollen Ihnen helfen, Ihre angeschlagene Gesundheit selbst zu stärken.

Gesundheitsprobleme, bei denen solche Vorsorgemaßnahmen infrage kommen, können zum Beispiel starkes Übergewicht oder chronische psychische Belastungen sein, wenn Sie beispielsweise Angehörige pflegen. Die Vorsorge soll dazu beitragen, dass sich aus Risikofaktoren wie diesen oder bereits entstandenen Gesundheitsproblemen keine Krankheiten entwickeln. Die Vorsorgekuren erfolgen in der Regel ambulant in einer staatlich anerkannten Einrichtung. Reicht eine ambulante Vorsorgekur nicht aus, übernimmt die Krankenkasse auch eine stationäre Vorsorgekur.

Eine Kur muss vom Arzt oder der Ärztin begründet und von der Kasse genehmigt werden. Aus dem Antrag soll hervorgehen, dass das Behandlungsziel mit anderen Maßnahmen nicht zu erreichen ist.

GUT ZU WISSEN

Was ist der Unterschied zwischen einer Vorsorgekur und einer Rehabilitation?

Die Vorsorgekur soll Krankheiten verhindern oder eine bereits geschwächte Gesundheit verbessern. Wichtig ist, dass Sie durch die Probleme nicht längerfristig (länger als sechs Monate) in Ihren Alltagsaktivitäten eingeschränkt sind. Bei einer Rehabilitation geht es darum, schon bestehende Erkrankungen, die bereits den Alltag einschränken, zu behandeln. Das Ziel ist, Verschlechterungen oder Chronifizierungen zu verhindern. Eine Rehabilitation muss ebenfalls ärztlich verordnet und von der Krankenkasse genehmigt werden.

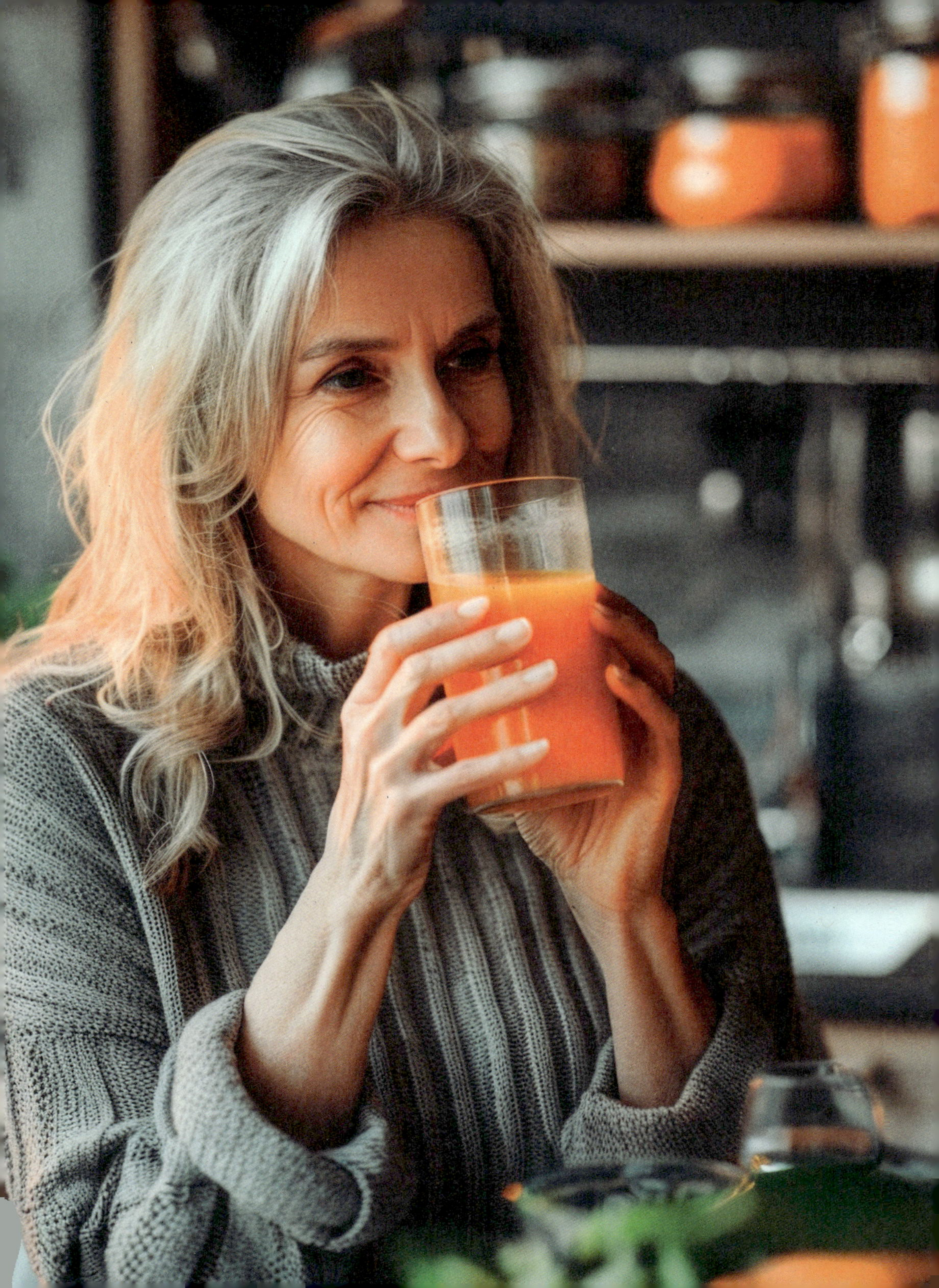

Die richtige Ernährung – gesundes Genießen

Essen ist viel mehr als bloße Nahrungsaufnahme. Gutes Essen versorgt nicht nur den Körper mit allem, was er braucht, um den alltäglichen Anforderungen gewachsen zu sein. Gutes Essen ist insgesamt wichtig für unser Wohlbefinden. Es dient der Gesundheit auf sehr vielen Ebenen. Zu gutem Essen gehört auch das Genießen. Wie können Sie es schaffen, Genuss und Gesundheit miteinander zu verbinden?

Essen spielt im Leben von Frauen eine entscheidende Rolle. So lernen zum Beispiel Mädchen schon früh, dass sie sich bei der Zusammenstellung ihres Speiseplans nicht unbedingt auf ihre Intuition verlassen sollten, sondern eher auf Waage und Maßband. Der Körperkult ist nach wie vor ungebrochen und es ist für Frauen jeden Alters mit viel Schmerz verbunden, sich ihren Körpern so wie sie gerade sind, liebevoll zuzuwenden. Häufig führt die Unzufriedenheit mit dem eigenen Körper zu restriktiven Ernährungsregeln, die die Freude am Essen gründlich vermiesen – und am Ende oft das Gegenteil dessen erreichen, was sich Frauen erhoffen: Die Unzufriedenheit mit dem eigenen Aussehen nimmt durch den negativen Blick aufs Essen eher zu als ab.

Deshalb ist es gar nicht so leicht zu definieren, was gesundes Essen eigentlich ist. Auch wenn es bei Ernährung auf den ersten Blick vor allem um die körperliche Gesundheit geht, dient gesundes Essen dem Wohlbefinden des ganzen Menschen. Was wir essen (und was nicht), wie wir die Lebensmittel zubereiten, wo wir sie kaufen, ob wir sie vielleicht sogar selbst anbauen – all das erzählt auch etwas darüber, wie wir uns selbst wahrnehmen und wie wir von anderen gesehen werden wollen. Essen ist auch ein Ausdruck der eigenen Persönlichkeit. Es nimmt Bezug auf kulturelle, religiöse und politische Praktiken.

Für uns Menschen ist es wichtig, mit anderen gute Beziehungen zu führen – insbesondere Frauen messen sozialen Beziehungen eine hohe Bedeutung bei. Ein wichtiger Teil der Beziehungspflege ist es, Mahlzeiten ge-

HINTERGRUND

Essen und weibliche Rollenbilder

In ihrem Buch *Women, Food and Families (Frauen, Essen und Familien)* aus dem Jahr 1988 beschäftigen sich die Autorinnen Nicola Charles und Marion Kerr mit der Rolle des Geschlechts bei Familienmahlzeiten. Dabei beobachten sie, dass sich die Anwesenheit des Mannes auf die Art und Struktur des Essens auswirkt. Nimmt er teil, rechtfertigt das beispielsweise in den Augen der Frau die aufwendigere Zubereitung einer „richtigen Mahlzeit“. Diese Mahlzeit richtet sich dann nach den Vorlieben des Mannes. Ist der Mann abwesend, orientiert sich das Gericht mehr am Geschmack der Kinder. Das zeigt: Die Frau ordnet ihre Präferenzen häufig zugunsten der anderen Familienmitglieder unter. Auch spätere Arbeiten bestätigen diese Analyse. Doch der Alltag von Frauen ändert sich fortwährend. So spielen diese Dynamiken nicht mehr eine so große Rolle wie früher. Dennoch ist es hilfreich, sich bewusst zu machen, womit eigene Ernährungsentscheidungen zusammenhängen.

Eine Arbeit aus dem Jahr 2016, die das Essverhalten von Jungen und Mädchen verglich, fand heraus, dass Mädchen zurückhaltender sind, wenn es um die Nahrungsaufnahme geht. Sie rücken mit anderen Mädchen beim Teilen von Essen eng zusammen und ermahnen Gleichaltrige, wenn sie sich beim Essen daneben benehmen. Dieses Verhalten, auch die Suche nach körperlicher Nähe bei den Mahlzeiten, scheint mit den Mustern zusammenzuhängen, die Mädchen bei Familienmahlzeiten wahrnehmen: Essen wird als Beziehungsraum wahrgenommen. Frauen stellen ihre Bedürfnisse dabei zwar häufig zurück, nehmen aber gleichzeitig die Rolle der sozialen Wächterin ein.

meinsam einzunehmen. Zusammen zu kochen, zusammen zu essen, zusammen aufzuräumen und nebenbei Gespräche über das zu führen, was alle gerade bewegt – das gehört für die meisten Menschen genauso zu einem guten Essen wie die Inhaltsstoffe der Lebensmittel und die Rezepte.

Wenn Sie jetzt einen neuen Lebensabschnitt beginnen, haben Sie Gelegenheit, Gewohnheiten zu hinterfragen und zu überlegen, welche davon Sie behalten möchten und welche nicht. Die Ernährung bietet sich als „Übungsraum" an, mit neuen Verhaltensweisen zu experimentieren. Sie können zum Beispiel ausprobieren, was passiert, wenn Sie Rituale rund um die Mahlzeiten verändern (Uhrzeiten, Tischregeln), wenn Sie neue Rezepte testen (beispielsweise mit Hülsenfrüchten oder ohne Zucker) oder wenn Sie Zuständigkeiten neu aushandeln (Wer geht einkaufen? Wer plant die Mahlzeiten? Wer hilft beim Zubereiten?). So erfahren Sie, wie Ihr Umfeld darauf reagiert, wenn Sie Ihre eigenen Vorlieben mehr ins Zentrum rücken. Nehmen die anfänglichen Beschwerden, die Ihr neues Verhalten möglicherweise auslöst, nach einigen Tagen ab? Bekommen Sie plötzlich ein Lob für Dinge, die jahrelang als Selbstverständlichkeit galten, von den Teenagern nun aber wertgeschätzt werden können? Fühlen Sie sich insgesamt freier, nicht nur beim Gestalten der Mahlzeiten? Vor allen Dingen, wenn Sie in den letzten Jahren Ihre eigenen Geschmacksvorlieben vernachlässigt haben, können diese Experimente eine Menge bewirken. Vielleicht werden Sie zufriedener mit der Zusammensetzung Ihrer Mahlzeiten oder Sie bekommen richtig Lust, neue Rezepte auszuprobieren. Vielleicht möchten Sie dann das Essen anderer Kulturen kennenlernen und dafür einen Volkshochschulkurs belegen? Oder Sie denken sogar darüber nach, eine Kochgruppe mit Freundinnen zu gründen?

Sagen Sie sich einfach: Jetzt ist der richtige Zeitpunkt dafür! Und probieren Sie es aus.

Ob uns etwas schmeckt, bestimmt nicht allein die Zunge. Sie hat zwar mehrere Rezeptoren für unterschiedliche Geschmacksreize, die anzeigen, ob etwas süß, sauer, salzig, bitter oder umami schmeckt (der Begriff umami stammt aus dem Japanischen und beschreibt einen herzhaften, würzigen oder fleischartigen Geschmack). Für das Gesamt-Geschmackserlebnis arbeiten aber mehrere Sinne zusammen und dabei sind vor allem Augen und Nase wichtig – wir nehmen den Geschmack einer Speise nämlich größtenteils über unseren Geruchssinn wahr. Die Textur des Essens ist beim Schmecken ebenfalls wichtig: Fest, knusprig, weich, breiig – wir haben unterschiedliche Vorlieben, wenn es um die Beschaffenheit einer Speise geht. Ob uns etwas schmeckt oder nicht, speist sich außerdem aus unseren Erfahrungen. Schon im Mutterleib und in der Stillzeit kommen Babys mit unterschiedlichen Geschmacksrichtungen in Berührung. Deshalb lautet die Empfehlung an werdende und junge Mütter, möglichst abwechslungsreich zu essen, damit Kinder möglichst früh viele unterschiedliche Geschmäcker kennenlernen.

> **WICHTIG**
>
> Kinder müssen bis zu 15-mal mit einem neuen Lebensmittel in Kontakt kommen, damit sie Geschmack und Beschaffenheit als bekannt und damit positiv bewerten. Später probieren Kinder und Jugendliche dann gerne Speisen, die denen ähneln, die sie bereits kennen. Darüber hinaus bestimmen aber auch unsere Gene darüber mit, welche Vorlieben wir entwickeln, denn Menschen nehmen Geschmacksrichtungen unterschiedlich intensiv wahr.

Was bei Kindern funktioniert, klappt auch bei Erwachsenen: Alle Menschen können sich an neue Speisen gewöhnen. Es kommt aber darauf an, dass Sie nicht nach dem ersten Probieren aufgeben, sondern das ungewohnte Lebensmittel mehrmals kosten – vielleicht auch in unterschiedlichen Zubereitungen. So kann zum Beispiel knuspriger Rosenkohl aus dem Ofen plötzlich zum Genuss werden, auch wenn er Ihnen gekocht nie geschmeckt hat.

Worauf kommt es bei gesundem Essen an?

Die Ernährungswissenschaften können uns einiges darüber sagen, welche Ernährung gesundheitsfördernd ist und welche nicht. Sie wissen, wie viele Proteine, Kohlenhydrate, Fette und Mikronährstoffe wir täglich zu uns nehmen sollten und wann ein Nährstoffmangel droht. Grundlegendes Wissen über diese Zusammenhänge hilft Ihnen, im Supermarkt, in der Küche und am Tisch gute Entscheidungen zu treffen. Doch Genuss und Freude beim Essen kann dieses Wissen nicht garantieren – und diese Dinge sind ebenfalls entscheidend. Ohne Freude am Essen scheitern selbst die besten Vorsätze.

Es ist nicht zu leugnen: Älter zu werden heißt auch, sich mehr um die eigene Gesundheit kümmern zu müssen als früher. Dabei ist es aber wichtig, nicht auf der anderen Seite vom Pferd zu fallen und verbissen strenge Regeln einzuhalten, die keinen Spaß machen. Bitte behalten Sie das im Hinterkopf, wenn Sie auf den nächsten Seiten viel über empfehlenswerte Ernährung in und nach den Wechseljahren lesen. Trauen Sie sich, Ihren eigenen Weg zu gehen und lassen Sie sich weder die Freude am Essen noch am Kochen nehmen – nicht durch die Zahl, die Ihnen Ihre Waage zeigt und auch nicht durch Beschwerden, die Sie möglicherweise haben.

> ! ACHTUNG
>
> **Magen-Darm-Beschwerden**
>
> Falls Sie unter Magen-Darm-Beschwerden leiden, sollten Sie diese ärztlich abklären lassen und nicht auf eigene Faust bestimmte Nahrungsmittel weglassen, also zum Beispiel nicht einfach laktose- oder glutenfrei essen. Eine Selbstdiagnose ist in der Regel nicht möglich. Nur mit einer richtigen Diagnose kann eine Behandlung Erfolge zeigen, denn nur dann kann diese genau auf die Beschwerden zugeschnitten werden. Sie finden viele nützliche Informationen zu diesem Thema in dem Buch von Christiane Schäfer „Wie ernähre ich mich bei Magen-Darm-Beschwerden?“:
> **www.ratgeber-verbraucherzentrale.de**

Allein essen oder in Gesellschaft?

Die Zahl der Single-Haushalte nimmt seit Jahren zu. Falls Sie bereits länger allein leben, haben Sie vielleicht schon einen guten Umgang damit gefunden, bei vielen Mahlzeiten keine Gesellschaft zu haben. Falls Sie neu in der Situation sind, häufig allein essen zu müssen, kann das aber belastend sein.

Oft heißt es, alleine zu essen sei ungesund. Aber stimmt das auch?

Die Forschung sagt: Ob alleine essen ungesund ist, hängt in erster Linie von dem ab, was man zu sich nimmt. Wenn Sie sich insgesamt ungesund ernähren, tun Sie das wahrscheinlich unabhängig davon, ob sie alleine oder mit anderen Menschen zusammen Ihre Mahlzeiten einnehmen.

Allerdings zeigt sich in Untersuchungen, dass Menschen, die sich ungesund ernähren, häufig allein und unregelmäßig essen. Trotzdem lässt sich im Einzelfall häufig nur schwer sagen, was zuerst da war: das Alleinsein oder die ungesunde Ernährung. Wer zum Beispiel seine Vorliebe für Süßes schlecht kontrollieren kann, geht dem Drang eher nach, wenn niemand dabei ist – und zieht sich möglicherweise genau deshalb auch öfter zurück.

Eine südkoreanische Studie fand heraus, dass Menschen, die oft alleine essen, im Vergleich zu Menschen, die immer mit anderen zusammen essen, häufiger übergewichtig sind, einen höheren Blutzuckerspiegel haben, anfälliger für Herz-Kreislauf-Erkrankungen sind und ein höheres Risiko für Diabetes Typ 2 haben. Das bedeutet: Wenn Alleinsein ungesundes Essverhalten begünstigt, kann das über kurz oder lang krank machen. Wenn noch dazu Menschen unfreiwillig alleine sind, entsteht schnell das Gefühl der Einsamkeit. Und dieses Gefühl kann ebenfalls Krankheiten begünstigen.

Auf der anderen Seite ist es nicht automatisch gesünder, in Gesellschaft zu essen. Gemeinsam eingenommene Mahlzeiten dauern länger, sind öfter stark fetthaltig, die Portionen sind größer und enthalten mehr Fleisch. Das Gesundheitsfördernde an gemeinsam eingenommenen Mahlzeiten ist dann nicht unbedingt das Essen an sich, sondern die soziale Einbindung.

→ TIPP Gesunde Mahlzeiten in Gesellschaft genießen

Gemeinsam mit anderen zu essen tut der Gesundheit gut – hält aber auch einige Fallen bereit. Wie können Sie an Ihren neuen Gewohnheiten festhalten, wenn Sie Mahlzeiten in Gesellschaft einnehmen?

Wenn Sie Gäste zu Hause empfangen:

- → Konzentrieren Sie sich darauf, zusammen eine schöne Zeit zu erleben. Niemand erwartet Perfektion. Oft färbt es auf die Atmosphäre ab, wenn Sie sich zu sehr unter Druck setzen – Sie fühlen sich gestresst und Ihre Gäste unwohl.
- → Eine realistische Planung hilft häufig dabei, sich in der Situation zu entspannen. Wie viel Zeit können Sie für Rezeptauswahl, Einkauf und Zubereitung erübrigen? Es muss nicht immer ein aufwendiges Gericht sein. Bieten Sie Mahlzeiten an, die Sie schon öfter zubereitet haben und bei denen Sie den Aufwand gut abschätzen können.
- → Berücksichtigen Sie Vorlieben und Unverträglichkeiten Ihres Besuchs. Mit einem vegetarischen Rezept können Sie auch Fleischesser zufrieden machen. Es lässt sich oft auch mit wenigen Änderungen eine vegane Variante zubereiten.
- → Überlegen Sie, welche Mengen Sie brauchen und vermeiden Sie, Reste zu vernichten. Bitten Sie Ihre Gäste, Reste-Boxen mitzubringen, damit sie Übriggebliebenes mitnehmen können, wenn Sie sich verschätzt haben. Sie können auch Reste in Portionsgrößen einfrieren und bei Gelegenheit mit zur Arbeit nehmen.

Mehr Appetit auf Gesundes

Es kursieren so viele Tipps für eine „richtige" Ernährung in und nach den Wechseljahren und das Angebot an Lebensmitteln ist so riesig, dass Sie sich vielleicht auch manchmal blockiert fühlen. Wie soll man sich entscheiden, wenn immer irgendwo im Internet jemand das Gegenteil behauptet? Auch die Ernährungsforschung kann oft nicht die klaren und eindeutigen Antworten liefern, die wir uns von ihr erhoffen.

Besser als jeden Ernährungstrend mitzumachen, ist, sich individuelle Ernährungsregeln selbst zusammenzustellen, die zum einen wissenschaftliche Erkenntnisse und Empfehlungen von Fachgesellschaften berücksichtigen und zum anderen zu Ihren Lebensumständen passen. Allgemeingültige, pauschale Regeln sind zwar verlockend, weil sie so etwas Komplexes wie Ernährung zu vereinfachen scheinen – aber genauso wenig wie „one size fits all" (eine Kleidergröße passt allen) in der Mode funktioniert, so gibt es nicht das eine Konzept, dass für jede Frau gleich gut passt. Ganz abgesehen davon, dass zu einfache Antworten in der Regel bei fast jedem Thema in die Irre führen.

Superfoods und „böse Lebensmittel"

„One apple a day keeps the doctor away!" Diesen Spruch kennen Sie sicher in der einen oder anderen Form. Ohne Zweifel: Obst gehört jeden Tag auf den Speiseplan und Äpfel enthalten je nach Sorte mehr als 30 Mineralstoffe und Spurenelemente, denen unterschiedliche präventive Eigenschaften zugeschrieben werden. Nichts spricht dagegen, jeden Tag einen Apfel zu essen. Was problematisch ist, ist die Annahme, ein einziges Lebensmittel sei in der Lage, sämtliche Krankheiten zu verhindern. Somit ist dieser Spruch leider auch ein Türöffner für geschäftstüchtige Influencerinnen (→ Seite 45), die an Alltagswissen anknüpfen, um Vertrauen zu gewinnen.

Egal, ob Goji-Beeren, Spirulina-Algen oder Chia-Samen: Sobald sie als „DAS Superfood für Ihre Gesundheit!" angepriesen werden, sollten Sie hellhörig werden. Sogenannte Superfoods haben zwar oft einen hohen Gehalt an wertvollen Inhaltsstoffen, sie sind aber dadurch nicht unbedingt gesundheitsfördernder als andere Lebensmittel. Meistens sind die Behauptungen über den gesundheitlichen Nutzen nicht wissenschaftlich belegt oder die üblichen Portionsgrößen dafür viel zu gering. Gleichzeitig kann mit dem Verzehr ein gewisses Risiko für Überempfindlichkeitsreaktionen und Allergien verbunden sein. Außerdem zeigen Untersuchungen, dass diese Produkte häufig mit Schadstoffen und Pestiziden belastet sind. Besonders, wenn sie in Kapselform angeboten werden, ist Vorsicht geboten.

Auch Aussagen wie: „Lassen Sie diese drei Lebensmittel am besten ganz weg!" oder „Bringen Sie mit diesem Essen Ihren Hormonhaushalt wieder ins Gleichgewicht!" sind häufig zu finden. Das Internet ist voll mit Selbstlernkursen, Video-Tutorials und Artikeln, die bestimmten Lebensmittelgruppen bescheinigen, „böse" zu sein. Ihnen wird unterstellt, das hormonelle Gleichgewicht durcheinanderzubringen und so bestimmte Wechseljahresbeschwerden auszulösen oder zu verstärken. Von Gluten, einem Klebereiweiß, das in vielen Getreidearten zu finden ist, über Zucker bis hin zu bestimmten Fleischsorten – viele Ernährungskonzepte aus dem Internet arbeiten mit Verteufelungen einzelner Lebensmittel.

Wenn Sie auf solche vereinfachenden Botschaften stoßen, denken Sie daran, dass menschliche Körper keine Maschinen sind. Wenn es so einfach wäre, Menschen wie eine Maschine zu warten und zu reparieren, hätten wir längst alle Krankheiten im Griff.

Listen, die das gesündeste Lebensmittel der Welt küren oder Empfehlungen, die darauf hinauslaufen, dass man ganze Lebensmittelgruppen weglassen soll, führen am Ende meistens dazu, dass sich die Vielfalt unseres Speiseplans reduziert. Doch gerade beim Älterwerden ist es enorm wichtig, darauf zu achten, so abwechslungsreich wie möglich zu essen. Dabei ist weniger die Menge entscheidend als die Energie- und Nährstoffdichte der Lebensmittel (→ Seite 17), die Sie miteinander kombinieren.

Am besten möglichst viel selber kochen

Wenn Sie weniger Fertigprodukte konsumieren und so viel wie möglich selbst kochen und backen, tun Sie Ihrer Gesundheit bereits einen Riesengefallen. Sie essen dann automatisch weniger Zucker, weniger Salz und weniger gesättigte Fettsäuren, dafür reichlich Ballaststoffe, Antioxidantien und andere sekundäre Pflanzenstoffe sowie Proteine und gesundheitsfördernde ungesättigte Fettsäuren. Wenn Sie Prioritäten setzen und sich überwiegend mit frischen, pflanzlichen Lebensmitteln ernähren, können Sie auf Verbote von einzelnen Lebensmitteln verzichten. Damit ersparen Sie sich das schlechte Gewissen, denn Sie essen Süßes und Salziges in Maßen – schon allein aus Zeitgründen. Sie können nicht so oft Süßigkeiten selbst herstellen, wie Sie mal eben schnell welche kaufen können. Ein weiterer Vorteil: Wenn Sie öfter Selbstgemachtes essen, schaffen Sie damit gleichzeitig viele Gelegenheiten, Ihr Essen mit allen Sinnen zu genießen – vielleicht sogar zusammen mit lieben Menschen.

! WICHTIG

Das Ziel ist, möglichst alle Nährstoffe in ausreichender Menge übers Essen zuzuführen – und gleichzeitig nur so viel Energie, wie Sie auch verbrauchen.

Weniger Zucker, Salz und gesättigte Fette! Aber wie?

Um Zucker, Salz und gesättigte Fettsäuren möglichst leicht einzusparen, hilft es, regelmäßige und ausgewogene Mahlzeiten einzunehmen. Ein Schlüssel dafür: Kochen Sie so oft es geht selbst! Das empfiehlt auch die Ernährungsforscherin Christine Brombach von der Zürcher Hochschule für Angewandte Wissenschaften. Sie weist auf etwas Wichtiges hin, das wir allzu leicht vergessen: Die Lebensmittelindustrie kocht ganz anders als wir. Die Industrie nimmt die billigstmöglichen Zutaten und macht sie mit allen möglichen Zusatzstoffen attraktiv. Sie prägt damit auch unsere Geschmacksvorlieben und gewöhnt uns an zu viel Zucker, zu viel Salz und zu viel gesättigte Fette. Trotz einer hohen Energiedichte fehlt den hoch verarbeiteten Lebensmitteln eine gesundheitsfördernde Vielfalt an Nährstoffen. Noch dazu mangelt es diesen Lebensmitteln häufig an Proteinen und Ballaststoffen. Dadurch sättigen sie nicht ausreichend und wir bekommen schnell wieder Hunger. Wer oft Fertiggerichte isst, hat ein höheres Risiko für Übergewicht und Diabetes Typ 2.

Die vielen Fertigprodukte, die stark beworben werden und die wir an jeder Ecke kaufen können, verändern unsere Wahrnehmung von Essen. Sich vor allem von hoch verarbeiteten Lebensmitteln zu ernähren wird normalisiert, frische Lebensmittel geraten aus dem Blick. Gleichzeitig führt es dazu, dass wir ein schlechtes Gewissen beim Verzehren von Snacks bekommen, da uns in der Regel bewusst ist, dass wir uns damit nicht unbedingt etwas Gutes tun. Aber wir begegnen ihnen nun mal ständig und lassen uns durch sie häufig zum Essen verführen – auch wenn wir keinen Hunger haben. In der Folge verteufeln wir Süßes und Fetthaltiges generell. Das macht es immer schwerer, aus dem Teufelskreis von Verführung und schlechtem Gewissen auszusteigen.

Wir müssen also doppelt umlernen: Erstens, dass diese Speisen vor allem dann ein Problem sind, wenn wir sie zu häufig zu uns nehmen. Und zweitens, dass uns ein schlechtes Gewissen gar nicht wirklich weiterhilft, wenn wir weniger davon essen wollen. Es behindert sogar eher die Umstellung auf frische Lebensmittel.

Ein Gedankenexperiment: Versuchen Sie sich zu erinnern, wie viele süße Snacks aus dem Supermarkt und wie viel Fettgebackenes aus der Bäckerei Sie in der letzten Woche gegessen haben. Und nun überlegen Sie, wie viel Sie davon wohl gegessen hätten, wenn Sie alles hätten selbst herstellen müssen. Wahrscheinlich kommen Sie zu dem Ergebnis, dass Sie wesentlich weniger oft zu Süßem gegriffen hätten, wenn Sie dafür zuerst anderthalb Stunden in der Küche hätten verbringen müssen.

Weniger Süßes: Darauf sollten Sie achten

Zucker fördert die Entstehung von Übergewicht, Diabetes Typ 2, Herz-Kreislauf-Erkrankungen und Karies. Zuckerarme Ernährung gilt als gesundheitsfördernd.

Die Weltgesundheitsorganisation (WHO) und viele Fachgesellschaften empfehlen daher, dass weniger als 10 Prozent der Gesamtenergiezufuhr aus freiem Zucker bestehen sollte. Das sind bei 2.000 Kalorien maximal 50 Gramm.

Zu Zucker zählen alle **Einfachzucker** (Zuckerarten, die sich nicht weiter aufspalten lassen, wie zum Beispiel Glukose oder Fruktose) und **Mehrfachzucker** (Verbindungen von Einfachzuckern, wie zum Beispiel Haushaltszucker, Milchzucker oder Stärke). Diese Zuckerarten sind häufig in Fertigprodukten enthalten, kommen aber auch natürlich vor, zum Beispiel in Milch, Honig, Sirup, Früchten, Fruchtsäften und Fleisch.

Daten aus Studien zeigen, dass Frauen in Deutschland rund 14 Prozent ihrer Energiezufuhr aus reinem Zucker bestreiten. Die größten Lieferanten dafür sind Süßwaren und zuckerhaltige Getränke (auch Fruchtsäfte!). Wenn Sie weniger Zucker zu sich nehmen möchten, fangen Sie also am besten bei diesen Nahrungsmitteln an. Limonaden und Fruchtsäfte können Sie beispielsweise durch Wasser und ungesüßte Tees ersetzen.

Es ist schwierig, die Zuckeraufnahme zu reduzieren, weil vielen verarbeiteten Lebensmitteln Zucker zugesetzt wird – auch solchen, bei denen es nicht erwartbar ist, wie zum Beispiel Wurstaufschnitt. Zucker ist preisgünstig und hat konservierende Eigenschaften. Gesüßte Lebensmittel schmecken vielen Menschen besser. All das spielt der Lebensmittelindustrie in die Hände, die natürlich möglichst viel Umsatz mit ihren Produkten machen will.

Es ist also leider nicht damit getan, auf Schokoriegel und Gummibärchen zu verzichten, wenn Sie Ihren Zuckerkonsum reduzieren möchten. Konserven, verpackte Wurstwaren, Feinkostsalate, Soßen – in diesen und vielen anderen Produkten ist oft mehr Zucker enthalten, als man erwarten würde. Und es gibt dabei einige Tricks, die Hersteller zum Verstecken von Zucker nutzen.

Wie Zucker in Lebensmitteln „versteckt" wird

→ Die Angabe „ohne Zuckerzusatz" bedeutet, dass Hersteller Süßstoffe und Zuckeraustauschstoffe verwenden dürfen, aber nicht Ein- und Zweifachzucker wie Trauben- oder Haushaltszucker oder zuckerreiche Zutaten wie Fruchtsirup, Dattelsüße und Honig.

→ Die Angabe „reduzierter Zuckergehalt" oder „30 % weniger Zucker" bedeutet,

Beispiel Nährwerttabelle

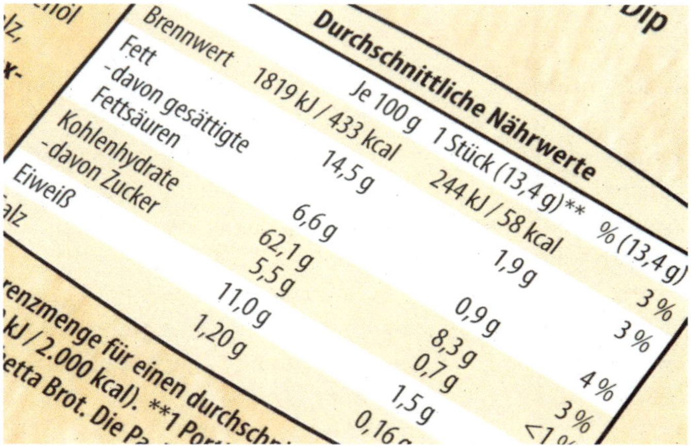

dass das Produkt mindestens 30 Prozent weniger Zucker im Vergleich zu einem Lebensmittel gleicher Art enthält. Außerdem darf es nicht mehr Kilokalorien haben als das Vergleichsprodukt. Weniger Zucker ist also nicht gleichbedeutend mit weniger Kilokalorien und auch ein reduzierter Zuckergehalt kann immer noch recht hoch sein.

- Die Angabe „zuckerarm" bedeutet, dass das Produkt maximal 5 Gramm Zucker pro 100 Gramm des Lebensmittels enthält, bei Getränken sind es 2,5 Gramm Zucker pro 100 Milliliter.
- Die Angabe „zuckerfrei" bedeutet, dass ein Restzuckergehalt von 0,5 Gramm pro 100 Gramm beziehungsweise 100 Millilitern erlaubt ist.
- Die Angabe „weniger süß" sagt nichts über den Zuckergehalt aus, sondern bezieht sich lediglich auf den Geschmack. Die Aussage bezieht sich nicht auf den Kaloriengehalt des Produkts!
- Glukose (Traubenzucker) hat durch ein geschicktes Marketing einen besseren Ruf als herkömmlicher weißer Zucker, ist aber nicht gesünder. Der Energiegehalt ist gleich, die Süßkraft jedoch geringer. Deshalb können Produkte, die mit Glukose gesüßt sind, sogar mehr Kilokalorien haben als solche mit Zucker.
- Fruktose (Fruchtzucker) oder Fruktosesirup stammt nicht aus Früchten, wie man dem Namen nach meinen könnte, sondern wird aus Maisstärke hergestellt. Er ist nicht gesünder als herkömmlicher Zucker, hat jedoch eine höhere Süßkraft. Manche Menschen vertragen Fruktose nicht und reagieren darauf mit Verdauungsbeschwerden.

→ **TIPP Zucker in Lebensmitteln entdecken**

Wenn Sie wissen möchten, wie viel Zucker in einem Lebensmittel steckt, schauen Sie in der Nährwerttabelle nach, die auf der Verpackung aufgedruckt sein muss. Dort wird der Gesamtgehalt an natürlicherweise enthaltenem sowie zugesetztem Einfach- und Zweifachzucker angegeben.

Zucker hat viele Namen. Er steht nicht immer als solcher in der Zutatenliste. Hersteller verwenden unterschiedliche Zuckerarten, die zum Teil kompliziert klingende Namen haben. Zu den Zuckern und zuckerreichen Zutaten gehören:

- Saccharose
- Dextrose
- Raffinose
- Glukose
- Fruktosesirup oder Fruktose-Glukose-Sirup
- Glukosesirup, Glukose-Fruktose-Sirup oder Stärkesirup
- Karamellsirup
- Laktose
- Maltose oder Malzextrakt/Gerstenmalzextrakt
- Auch das Kohlenhydrat Maltodextrin enthält Zucker – je nach Art des Maltodextrins bis zu 20 Prozent. Es schmeckt nicht oder kaum süß und wird teilweise in zuckerreduzierten Produkten eingesetzt.

Außerdem kann Zucker auch über eine andere süßende Zutat ins Lebensmittel gelangen. Denken Sie dabei an:

- Honig
- Trauben-(Frucht-)Süße
- Dattelpulver, Dattelsüße
- Dicksäfte wie Agavendicksaft, Ahornsirup
- Fruchtkonzentrate, -pürees oder getrocknete Früchte wie Rosinen
- Süßmolkenpulver

Weniger Salz: Darauf sollten Sie achten

Für den Körper ist Salz lebensnotwendig, aber zu viel Salz ist ungesund. Die Deutsche Gesellschaft für Ernährung (DGE) empfiehlt, täglich höchstens 6 Gramm Salz zu sich zu nehmen, wahrscheinlich reicht sogar eine Zufuhr von 1,4 Gramm Kochsalz pro Tag aus. Laut Robert-Koch-Institut nehmen Frauen aber durchschnittlich 8,4 Gramm zu sich (Männer sogar 10 Gramm). Rund die Hälfte der Bluthochdruckpatienten reagiert empfindlich auf Salz. Sparen sie Salz ein, können sie mit einem sinkenden Blutdruck rechnen.

Salz dient der Würze, ist aber auch ein Konservierungsmittel. Viele Lebensmittel enthalten Salz, wie zum Beispiel Brot, Käse, Wurst und Fertiggerichte, aber auch Gemüse und Gemüsesäfte. Letztere enthalten von Natur aus Salz. Wenn Sie Ihren Salzkonsum reduzieren möchten, sollten Sie sich vor allem auf die Reduzierung von Fertigprodukten konzentrieren, denn sie enthalten oft zu viel Salz.

> GUT ZU WISSEN
>
> **Den Salzgehalt in Lebensmitteln entdecken**
>
> In der Nährwerttabelle auf der Verpackung muss der Salzgehalt angegeben sein.

Zusätze im Salz

Achten Sie beim Kauf von Speisesalz auf den Zusatz von Spurenelementen, die günstig für die Gesundheit sind:

- **Jod:** Dieses Spurenelement kann nicht vom Körper selbst gebildet werden, ist aber für viele Körperfunktionen wichtig: für die Bildung von Schilddrüsenhormonen, den Energiestoffwechsel, die Regulation der Körpertemperatur sowie die Zellteilung und das Zellwachstum. Deutschland ist Jodmangelgebiet, deshalb wird die Verwendung von jodiertem Speisesalz dringend empfohlen. Erwachsene ab 51 Jahren sollten 180 Mikrogramm Jod am Tag zu sich nehmen. Dazu sollten Sie konsequent Jodsalz verwenden, ein bis zweimal pro Woche Meeresfisch essen und täglich Milchprodukte zu sich nehmen. Achten Sie auch bei Fertigprodukten darauf, dass sie mit Jodsalz gewürzt sind.
- **Fluorid:** Dieses Spurenelement ist wichtig zur Festigung von Knochen und Zähnen. Es wirkt präventiv gegen Karies und hat einen Einfluss auf die knochenbildenden Zellen. Fluorid kann dazu beitragen, die Einlagerung von Mineralstoffen in den Knochen zu erhöhen und wirkt dem Abbau von Knochensubstanz entgegen. Für Fluorid gibt es keine Mindestverzehrempfehlung, nur einen Richtwert für die Gesamtzufuhr: 0,05 Milligramm pro Kilo Körpergewicht. Fluorid ist auch in Trinkwasser enthalten, die Konzentration können Sie beim Gesundheitsamt erfragen. Wenn die Konzentration zwischen 0,7 und 1,2 Milligramm pro Liter liegt, sollten Sie nicht noch zusätzlich fluoridiertes Speisesalz verwenden, rät die Deutsche Gesellschaft für Ernährung (DGE), da sonst zu viel Fluorid aufgenommen werden könnte.

Im Handel werden viele Gewürz- und Kräutersalze angeboten. Sie enthalten 40 bis 85 Prozent Kochsalz und mindestens 15 Prozent Gewürze oder Kräuter. Auch sie gibt es jodiert.

Weniger gesättigte Fette: Darauf sollten Sie achten

Fettsäuren sind wichtige Bestandteile der Ernährung. Sie liefern dem Körper Energie und essenzielle Fettsäuren, die der Körper nicht selbst herstellen kann. Außerdem unterstützen sie den Transport fettlöslicher Vitamine, wie zum Beispiel Vitamin A. Fettsäuren gibt es in gesättigter sowie einfach- und mehrfach ungesättigter Form (→ Seite 172).

Warum Sie weniger gesättigte Fettsäuren essen sollten

Langkettige gesättigte Fette werden mit einem höheren Risiko für Herz-Kreislauf-Erkrankungen in Verbindung gebracht, unter anderem, weil sie im Blut das sogenannte schlechte Cholesterin erhöhen (LDL-C = Low-Density-Lipoprotein-Cholesterin). Dieses Cholesterin kann zur Entstehung von Arteriosklerose (Gefäßverkalkung) beitragen.

Lebensmittel mit einem hohen Anteil an gesättigten Fettsäuren sind:

- rotes Fleisch, Speck, Wurst
- Butter
- Käse
- Sahneeis
- einige pflanzliche Fette, zum Beispiel Palmöl, Kokosöl und sogenanntes Plattenfett

Zwar wird in der Fachwelt noch darüber diskutiert, wie schädlich LDL-Cholesterin genau ist, aber die Deutsche Gesellschaft für Ernährung (DGE) empfiehlt, dass gesättigte Fette nicht mehr als 7 bis 10 Prozent der täglichen Kilokalorienmenge ausmachen sollten. Weitere 10 Prozent sollten durch die einfach ungesättigten Fettsäuren abgedeckt sein. Im Durchschnitt liegt der Anteil an der aufgenommenen Kilokalorienmenge durch gesättigte Fettsäuren in Deutschland jedoch bei 15 Prozent bei Frauen und 16 Prozent bei Männern.

Die Deutsche Gesellschaft für Ernährung (DGE) spricht sich zudem dafür aus, die Zufuhr von mehrfach ungesättigten Fetten auf bis zu 10 Prozent zu steigern, da diese einen größeren Nutzen für die Gesundheit haben (→ Seite 172). Diese Fette machen derzeit im Durchschnitt nur circa 5 Prozent der Gesamtenergiemenge aus, die Menschen in Deutschland im Durchschnitt zu sich nehmen.

→ TIPP So reduzieren Sie gesättigte Fettsäuren

- → Um weniger gesättigte Fette zu sich zu nehmen, können Sie zum Beispiel statt Rindfleisch Putenfleisch essen oder Joghurt mit 1,5 Prozent Fett statt 3,5 Prozent.
- → Als Faustregel gilt, dass Sie durch weniger tierische Lebensmittel auf dem Tisch automatisch weniger gesättigte Fettsäuren zu sich nehmen. Eine Ausnahme bildet Fisch, da er wichtige ungesättigte Fettsäuren enthält (→ Seite 172).
- → Verzichten Sie nach Möglichkeit auf frittierte Produkte, Backwaren, Süßigkeiten und Fertigprodukte. Diese Waren enthalten häufig Transfette. Das sind ursprünglich ungesättigte Fettsäuren, die durch den Herstellungsprozess ihre molekulare Struktur verändern und so zum Beispiel fester und stabiler werden. Diese Fette können das Risiko für Fettstoffwechselstörungen und koronare Herzkrankheiten erhöhen. Seitdem es entsprechende gesetzliche Regelungen gibt, nimmt der Gehalt von Transfetten in Lebensmitteln ab. Die Deutsche Gesellschaft für Ernährung (DGE) empfiehlt aber weiterhin, dass diese Fette weniger als 1 Prozent der Energiezufuhr ausmachen sollten.

GUT ZU WISSEN

Der Nutri-Score hilft beim Auswählen

Seit 2020 findet sich auf vielen Produkten der sogenannte Nutri-Score: Eine Lebensmittelampel, die beim Einkaufen mehr Orientierung schaffen soll, welche Lebensmittel die Gesundheit fördern und welche nicht. Die Hersteller sind allerdings nicht dazu verpflichtet, den Nutri-Score aufzudrucken.

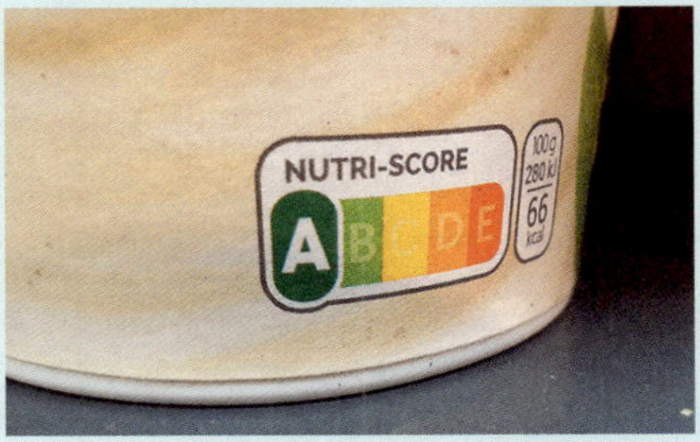

Der Vorteil des Nutri-Scores ist, dass sich gleiche Lebensmittel besser miteinander vergleichen lassen, zum Beispiel zwei Joghurts. Der Score berechnet sich aus dem Verhältnis zwischen günstigen und ungünstigen Nährwerten und Inhaltsstoffen eines Produkts. Als günstig gelten Ballaststoffe, Proteine, Obst, Gemüse, Hülsenfrüchte, Nüsse und ausgewählte pflanzliche Speiseöle, als ungünstig Zucker, Salz, gesättigte

Fettsäuren sowie ein hoher Energiegehalt. Der Nutri-Score berücksichtigt keine enthaltenen Aromen und Zusatzstoffe, mit Ausnahme von Süßstoffen in Getränken. Er eignet sich vor allem für komplex zusammengesetzte und stark verarbeitete Lebensmittel. Bestehen diese nur aus einer Zutat oder sind unverarbeitet, so ist der Nutri-Score nicht sinnvoll.

Die Empfehlungen der Deutschen Gesellschaft für Ernährung (DGE)

Wer sich gesund ernähren will, sollte auf eine abwechslungsreiche und ausgewogene Kombination von Lebensmitteln achten. Doch was bedeutet das eigentlich?

Grob gesagt heißt es: Sie sollten Prioritäten setzen. Von einigen Lebensmittelgruppen brauchen Sie mehr, von anderen weniger, um sich mit allen wichtigen Nährstoffen und der richtigen Menge an Energie zu versorgen.

Die Empfehlungen der Deutschen Gesellschaft für Ernährung richten sich an alle gesunden Erwachsenen zwischen 18 und 65 Jahren, die sich mit einer Mischkost ernähren, also auch Fisch und Fleisch essen. Für Menschen, die auf tierische Produkte verzichten, bilden diese Empfehlungen ebenfalls die Basis. Außerdem berücksichtigen die Vorschläge neben der Gesundheit auch die Nachhaltigkeit, sollen also dafür sorgen, dass die Ernährung Umwelt und Klima so gut es geht schont.

Die wichtigste Regel der DGE-Empfehlungen: Drei Viertel der Lebensmittel sollen pflanzlichen, ein Viertel tierischen Ursprungs sein. Die Grundlage bilden Gemüse und Obst, Vollkorngetreide, Hülsenfrüchte, Nüsse und pflanzliche Öle. Dazu können Sie Milch und Milchprodukte verzehren sowie Fisch und Ei. Wenn Sie möchten, können Sie auch etwas Fleisch und Wurst auf Ihren Speiseplan setzen. Mit dem Ernährungskreis bekommen Sie einen guten Überblick über diese Grundregel.

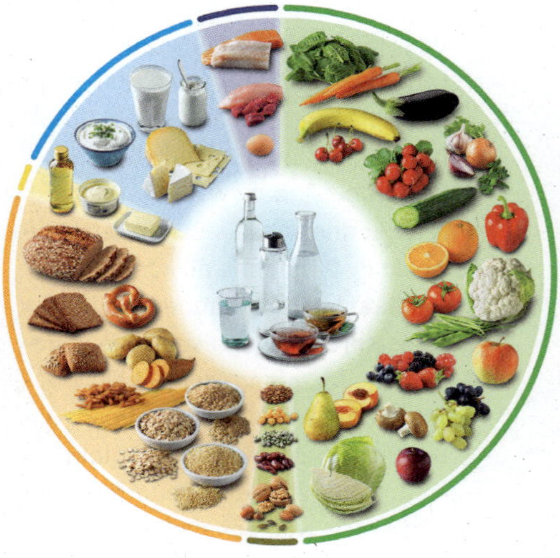

Besonderes Augenmerk liegt auf Nüssen und Hülsenfrüchten. Sie liefern wertvolle Mineralstoffe, Vitamine, sekundäre Pflanzenstoffe, Proteine und Ballaststoffe. Nüsse sind darüber hinaus Lieferanten wichtiger Fettsäuren und Hülsenfrüchte unterstützen eine nachhaltige Landwirtschaft, weil sie Stickstoff binden, die Bodenqualität verbessern und die biologische Vielfalt fördern.

Wie Sie nach dem Ernährungskreis essen

Anstatt die Portionen umständlich abzuwiegen, können Sie Ihre Hände als Messinstrument nutzen. Für alle, die es genau wissen wollen hilft diese Tabelle:

EINE PORTION ENTSPRICHT	LEBENSMITTELGRUPPE	PORTIONSGRÖSSE IN GRAMM (CA.)
2 Handvoll	zerkleinertes Gemüse (Brokkoliröschen, Möhren, Bohnen, Erbsen, Rosenkohl, Pilze)	150–200 g
2 Handvoll	Blattsalate	80–100 g
1 Handvoll	Hülsenfrüchte (trocken): Bohnen, Erbsen, Linsen	60–80 g
2 Handvoll	kleine Früchte (Erdbeeren, Himbeeren, Heidelbeeren)	125–150 g
1 Handvoll	große Früchte (Apfel, Birne, Pfirsich)	180 g
½ Handvoll	Trockenfrüchte (Aprikosen, Rosinen)	25 g
½ Handvoll	Nüsse, Ölsaaten	25 g

→ Essen Sie täglich fünf Portionen Gemüse und Obst, am besten regional angebautes, das gerade Saison hat. Variieren Sie Sorten und Zubereitungsarten, Farben und Formen.

→ Trinken Sie circa 1,5 Liter Wasser und ungesüßte Getränke wie Kräuter- und Früchtetee am Tag (→ Seite 170). Wenn Sie mehr Durst haben, trinken Sie mehr – zum Beispiel, wenn es heiß ist oder wenn Sie Sport machen. Säfte sollten Sie sich nicht öfter als zweimal pro Woche gönnen, insgesamt 200 Milliliter.

- Essen Sie jeden Tag eine kleine Handvoll Nüsse und Samen, etwa Sesam oder Leinsamen – im Müsli am Morgen, als Snack zwischendurch, als Nussaufstrich auf dem Vollkornbrot oder als Knusperkerne über den Salat gestreut.
- Essen Sie mindestens einmal pro Woche eine Portion Hülsenfrüchte, besser sind drei Portionen. Erbsen, Linsen, Bohnen und Kichererbsen gibt es als Aufstrich, bereits vorgegart in Konserven, tiefgefroren oder getrocknet. Sie eignen sich als Bestandteil von Salaten, Eintöpfen und Aufläufen, püriert als Dips zu Rohkost oder als Basis von Bratlingen.
- Essen Sie fünf Portionen Getreide am Tag. Ersetzen Sie bei Brot, Nudeln und Reis (nach und nach) Weißmehlprodukte durch die Vollkornvariante, bis Sie mindestens ein Drittel Vollkorn erreicht haben.
- Setzen Sie einmal wöchentlich circa 250 Gramm Kartoffeln auf den Speiseplan.
- Nehmen Sie täglich zwei Portionen Fette und Öle zu sich. Ersetzen Sie tierische Fette durch pflanzliche Öle. Sie müssen Butter nicht komplett weglassen oder vollständig auf Margarine umsteigen. Experimentieren Sie doch mal mit pflanzlichen Brotaufstrichen, Senf, Tomatenmark oder Nussmus anstelle von Streichfett.
- Essen Sie täglich zwei Portionen Milchprodukte. Fruchtjoghurts lassen sich leicht selbst herstellen, das spart Zucker ein. Es gibt Milch, Käse, Joghurt und Quark auch in fettreduzierter Form, wenn Sie weniger tierische Fette zu sich nehmen möchten. Wenn Sie ganz auf tierische Fette verzichten möchten, können Sie auf pflanzliche Milch-(Produkte-)Alternativen umsteigen. Achten Sie dann aber auf eine ausreichende Versorgung mit Calcium, Vitamin B2 und Jod.
- Essen Sie ein- bis zweimal pro Woche Fisch. Achten Sie beim Einkauf am besten darauf, dass er aus nachhaltig betriebener Fischerei oder Aquakulturen stammt.
- Die Deutsche Gesellschaft für Ernährung (DGE) empfiehlt, nicht mehr als ein sichtbares Ei und 300 Gramm Fleisch und Wurstwaren (ein bis drei Portionen) pro Woche zu essen: Rind, Schwein Geflügel, ab und zu Wild. Überdenken Sie Ihren Ei- und Fleischkonsum, wenn Sie diese Menge deutlich überschreiten. Für die Umstellung auf vegetarische Alternativen stehen inzwischen viele Produkte zur Verfü-

gung. Aber Achtung: Sie sind nicht automatisch gesünder! Auch hier kommt es auf die Zutatenlisten an, die häufig auf viel Salz, viel Zucker, Konservierungsstoffe, industriell verarbeitete Inhaltsstoffe und weit gereiste Zutaten hindeuten. Achten Sie unbedingt aufs Etikett und probieren Sie sich daran, proteinhaltige pflanzliche Brotaufstriche selbst herzustellen.

→ Süßigkeiten und Knabbereien sind für eine gesunde Ernährung nicht notwendig, aber wenn Sie nicht darauf verzichten möchten, können Sie gesunde Alternativen wie Datteln, Energy Balls oder Leinsamencracker ausprobieren und sich so schrittweise von zu viel Zucker und Salz entwöhnen.

→ Teilen Sie Ihren Teller nach dem Ernährungskreis ein: Mindestens drei Viertel der Mahlzeit sollten aus Pflanzen bestehen.

→ Gibt es bei einer Hauptmahlzeit Fisch oder Fleisch, kann der Nachtisch aus Obst bestehen. Ist die Hauptmahlzeit vegetarisch und enthält keine Proteinquelle, können Sie zum Dessert eine Quarkspeise wählen.

→ Ziehen Sie vor dem Abendessen Bilanz: Wie viele Gemüseportionen hatten Sie heute? Fehlt Ihnen noch eine, können Sie Ihr Abendbrot mit Rohkost ergänzen, fehlen Ihnen zwei Portionen empfehlen wir abends eine Gemüsesuppe.

→ TIPP Zeit sparen

So können Sie den Aufwand für die Essensvorbereitung und -zubereitung reduzieren:

→ Machen Sie sich eine Liste mit Lieblingsrezepten, die sich in kurzer Zeit zubereiten lassen und sorgen Sie dafür, dass die Basiszutaten dafür fester Bestandteil Ihres Vorrats sind.

→ Kochen Sie immer eine Menge für zwei Tage und frieren Sie die Hälfte ein. So können Sie immer schnell mal eine Mahlzeit auftauen.

→ Stellen Sie Salatdressing in größerer Menge her und bewahren Sie es gut verschlossen drei bis vier Tage im Kühlschrank auf.

→ Mischen Sie sich eine größere Portion Müsli aus Haferflocken, Nüssen und Kernen. So sparen Sie morgens Zeit, weil Sie nur noch Joghurt, Quark und frisches Obst dazugeben müssen.

Essen Sie genügend Proteine

Proteine sind für den Körper wichtig, denn sie liefern Baustoffe für zell- und muskelaufbauende Prozesse. Außerdem spielen sie eine Rolle bei der Blutgerinnung, der Immunabwehr und für Kraft und Beweglichkeit. Essen Sie eine Zeit lang zu wenig Proteine, baut sich Muskelmasse ab und der Stoffwechsel gerät aus dem Gleichgewicht.

Für älter werdende Frauen ist es besonders wichtig, genügend Proteine zu sich zu nehmen. In Kombination mit regelmäßigem Krafttraining (→ Seite 134) sorgen Sie so dafür, dass Sie einem Muskelabbau entgegenwirken, der mit dem Alterungsprozess einsetzt. Sie sollten deshalb darauf achten, dass Sie jeden Tag genügend Proteine zu sich nehmen.

So viele Proteine sollten Sie essen

Die Deutsche Gesellschaft für Ernährung (DGE) empfiehlt normalgewichtigen Frauen über 50 Jahren täglich 0,8 Gramm pro Kilogramm Körpergewicht (oder täglich 47 Gramm) zu sich zu nehmen und Frauen über 65 Jahren täglich 1 Gramm pro Kilogramm Körpergewicht (oder täglich 57 Gramm).

Eine ausreichende Proteinzufuhr spielt mit zunehmendem Alter also eine immer bedeutendere Rolle.

! WICHTIG

Diesen leicht erhöhten Proteinbedarf im Alter können Sie durch eine normale Ernährung erreichen. Sie müssen nicht unbedingt spezielle Proteinprodukte zu sich nehmen, die zudem oft teuer sind. Es sei denn, Sie haben Kau- oder Schluckprobleme. Dann können zum Beispiel Protein-Shakes den Bedarf des Körpers decken.

→ TIPP Protein-Shakes selbst gemacht

Mit diesen drei Komponenten können Sie Protein-Shakes selbst herstellen:

- → Eiweißquelle: Dafür eigenen sich zum Beispiel Quark, (Soja-)Milch, Pulver aus pflanzlichen Proteinen, zum Beispiel aus Erbsen.
- → Kohlenhydratquelle: Diese kann beispielsweise aus Haferflocken oder Obst bestehen.
- → Quelle für ungesättigte Fettsäuren: Lein-, Raps- oder Olivenöl, Nüsse, Mandeln oder Leinsamen sind dafür gute Lieferanten.

Sie können die Shakes beliebig mit Gewürzen, wie zum Beispiel Zimt oder Ingwer verfeinern.

Beispiel
Geben Sie 65 Gramm Heidelbeeren (frisch oder Tiefkühlware) und den Saft einer Orange in 200 Milliliter Sojadrink oder Milch. Fügen Sie je einen Teelöffel Leinsamen und Erbsenprotein hinzu und würzen Sie mit etwas Vanillemark oder Vanille-Extrakt. Geben Sie alles in einen hohen Behälter und pürieren Sie die Mischung mit dem Zauberstab.

ACHTUNG

Proteinzufuhr in Balance halten

Beim Abbau von Proteinen kann vermehrt Harnstoff entstehen, der die Nieren belasten kann. Zwar können sich die Nieren an eine höhere Eiweißzufuhr anpassen, aber eine kurze Rücksprache mit Ihrer Ärztin oder Ihrem Arzt kann nicht schaden, wenn Sie Ihre Proteinzufuhr spürbar steigern möchten. Am besten lassen Sie es langsam angehen und steigern die Proteinzufuhr schrittweise. Falls Sie bereits an einer Nierenfunktionsstörung leiden, kann eine zu hohe Proteinaufnahme die Nierenfunktion verschlechtern. Sprechen Sie dann unbedingt mit Ihrem Arzt oder Ihrer Ärztin.

Darauf sollten Sie beim Essen von Proteinen achten

- Entscheidend ist weniger die Menge als die Qualität des Proteins. Empfehlenswerte proteinhaltige Lebensmittel sind:
  - Fisch, Eier, Geflügel, mageres Fleisch
  - Milchprodukte, vor allem fettarmer Hartkäse und Quark
  - Sojaprodukte
  - Vollkorngetreide, Haferflocken, Hülsenfrüchte (Linsen, Erbsen, Bohnen), Nüsse und Samen
- Extra angereicherte Lebensmittel, wie zum Beispiel Eiweißbrote oder High-Protein-Milch, sind nicht notwendig.
- Mit flüssigen Proteinquellen werden die Eiweißbausteine schneller aufgenommen. Empfehlenswert sind fettarme Milch und fettarmer Kakao.
- Falls Sie sich für gekaufte Protein-Shakes entscheiden, seien Sie kritisch gegenüber Süßungsmitteln, Zucker und Zusatzstoffen.

Achten Sie auf eine ausreichende Zufuhr von Ballaststoffen

Ballaststoffe sind nicht verdauliche pflanzliche Nahrungsbestandteile. Sie können aus natürlicher Quelle stammen oder synthetisch hergestellt sein. Wie viele Ballaststoffe die unterschiedlichen Lebensmittel wie Gemüse, Nüsse oder Getreidearten enthalten, unterscheidet sich deutlich – auch abhängig davon, unter welchen klimatischen Bedingungen sie wachsen.

Ballaststoffe werden auch als präbiotische Faktoren bezeichnet. Diese Bezeichnung drückt aus, dass es sich um Bestandteile der Nahrung handelt, die wichtige Stoffwechselvorgänge unterstützen. Sie sind wichtig für die Arbeit des Darmmikrobioms (→ Seite 174).

Man unterscheidet lösliche und unlösliche Ballaststoffe. Lösliche Ballaststoffe haben eine Quellfunktion. Sie beeinflussen, wie schnell eine Speise den Darm passiert und helfen, Verdauungsgase abzubauen. Unlösliche Ballaststoffe dienen eher als Füllstoff, helfen also beim Sattwerden.

Ballaststoffe sind auch in Fertiglebensmitteln enthalten, müssen in der Nährwerttabelle aber nur genannt werden, wenn mit ihnen geworben wird.

Welche Lebensmittel enthalten wie viele Ballaststoffe?

Einen hohen Ballaststoffgehalt von circa 15 Gramm pro 100 Gramm haben:

- → Hülsenfrüchte
- → Hafer- und Weizenkleie
- → Flohsamenschalen
- → Leinsamen

Natürlich spielen die Mengen, in denen Sie die Lebensmittel üblicherweise zu sich nehmen, auch eine Rolle. So liefern zum Beispiel 100 Gramm Kartoffeln mehr Ballaststoffe als 5 Gramm Flohsamenschalen.

Einen mittleren Ballaststoffgehalt von 6–15 Gramm pro 100 Gramm haben:

- → Vollkornprodukte
- → Trockenfrüchte
- → Nüsse
- → Avocado
- → Hafer

Einen geringen Ballaststoffgehalt von unter 6 Gramm pro 100 Gramm haben stärkearme Pflanzen wie:

- → Brokkoli
- → Blumenkohl
- → Möhren
- → Obst

Da die Ballaststoffdichte pro Kilokalorie aber gut ist und in der Regel größere Mengen Gemüse gegessen werden, ist es trotzdem empfehlenswert, sich für diese Gemüsesorten sowie Obst zu entscheiden.

So viele Ballaststoffe sollten Sie essen

Die Deutsche Gesellschaft für Ernährung (DGE) empfiehlt, mindestens 30 Gramm Ballaststoffe pro Tag zu essen. Frauen nehmen im Durchschnitt jedoch nur 18 Gramm zu sich und Männer 19 Gramm.

Ballaststoffreiche Ernährung verringert das Risiko, an Herz-Kreislauf- und Krebs-Erkrankungen zu sterben, beugt Diabetes Typ 2 sowie Übergewicht vor und hilft, den Cholesterinspiegel im Blut zu regulieren.

Resistente Stärke

Eine besondere Form der Ballaststoffe ist die resistente Stärke. Sie entsteht, wenn Sie gekochte Kartoffeln, Nudeln oder Reis erkalten lassen und danach in Salaten, Pfannengerichten oder Aufläufen verwenden. Lebensmittel vom Vortag zu verwenden, spart nicht nur Energie. Wenn Sie diese Lebensmittel in größerer Menge garen, als Sie direkt verwenden können, hat das auch Gesundheitsvorteile. Durch das Abkühlen verändert sich die Struktur der enthaltenen Stärke, sodass sie für den Darm nahezu unverdaulich wird. Dadurch wirkt resistente Stärke wie Ballaststoffe.

Der Effekt: Resistente Stärke lässt den Blutzuckerspiegel weniger stark ansteigen, die Bauchspeicheldrüse schüttet weniger Insulin aus und das Sättigungsgefühl hält länger an. Auch auf die Blutfettwerte soll sie sich günstig auswirken. Außerdem sollen Abbauprodukte aus resistenter Stärke krebsstimulierende Gallensäuren hemmen.

So viel resistente Stärke sollten Sie essen

Die Deutsche Gesellschaft für Ernährung (DGE) spricht keine klare Empfehlung für eine Mindestmenge an resistenter Stärke aus, die täglich erreicht werden sollte. Die Fachgesellschaft für Ernährungstherapie und Prävention gibt an, dass Menschen in Deutschland im Schnitt 4 Gramm pro Tag zu sich nehmen sollten und empfiehlt, diese Zufuhr schrittweise zu steigern. Für Ihre persönliche Bilanz: Sie können sie einfach zu den Ballaststoffen dazu addieren.

Quellen für resistente Stärke

Resistente Stärkeformen kommen auch natürlicherweise in Lebensmitteln vor. Diese Lebensmittel enthalten viel resistente Stärke:

- → 100 g gegarte Hülsenfrüchte wie z. B. weiße Bohnen: circa 10 g resistente Stärke
- → 1 wenig reife Banane: 4,7 g resistente Stärke
- → ½ Tasse = circa 40 Gramm Vollkornhaferflocken: 4,6 g resistente Stärke
- → 1 Kartoffel (gekocht und abgekühlt): 3,2 g resistente Stärke
- → 100 g geschälter Reis (gekocht und abgekühlt): 3,1 g resistente Stärke
- → 70 g Cornflakes: 3 g resistente Stärke
- → 100 g Bratkartoffeln: 2,8 g resistente Stärke

- 1 Tasse = circa 70 Gramm Vollkorn-Pasta (gekocht und abgekühlt): 2 g resistente Stärke
- 100 g Möhren: 1,6 g resistente Stärke
- 1 Scheibe Vollkornbrot: 1 g resistente Stärke

So erhöhen Sie den Ballaststoffanteil in Ihrer Ernährung

Wenn Sie mehr Ballaststoffe zu sich nehmen möchten, steigern Sie am besten die Menge langsam. Fangen Sie mit Gemüse und Nüssen an und erhöhen Sie nach und nach den Hülsenfrüchte- und Vollkornanteil Ihrer Ernährung.

- Gegartes Gemüse ist bekömmlicher als Rohkost. Steigen Sie mit Gemüsesuppen oder gedünstetem Gemüse ein und erhöhen Sie den Anteil an rohem Gemüse nach und nach.
- Tauschen Sie Weißmehlprodukte wie Brot, Reis und Nudeln durch Vollkornvarianten aus.
- Bauen Sie mehr Getreidesorten bzw. Pseudogetreide wie Hirse, Quinoa oder Buchweizen in Ihren Speiseplan ein.

GETREIDE	WICHTIGE INHALTSSTOFFE
Hirse	→ hoher Gehalt an Eisen → glutenfrei
Couscous	→ enthält Vitamine, Mineralstoffe und Ballaststoffe
Bulgur	→ enthält Vitamine, Mineralstoffe und Ballaststoffe
Amaranth	→ enthält Proteine und Mineralstoffe → glutenfrei
Quinoa	→ enthält Proteine und Eisen → glutenfrei
Buchweizen (Pseudogetreide)	→ enthält Proteine, Vitamine und Mineralstoffe → glutenfrei

→ TIPP

Trinken Sie genug und kauen Sie in kleinen Bissen – beides erleichtert die Verdauung von Ballaststoffen. Bei ungewohnten Ballaststoffmengen reagiert der Darm sonst schnell mit Blähungen und Schmerzen.

Trinken Sie ausreichend

Diesen Rat kennen Sie sicher schon in- und auswendig. Meistens folgt dann eine Mengenangabe, zum Beispiel sechs Gläser Wasser. So sieht es auch der Ernährungskreis (→ Seite 160) vor.

Es stimmt: Wasser ist lebensnotwendig. Der Körper besteht zu fast zwei Dritteln aus Wasser. Die Moleküle transportieren wichtige Stoffe in jede Körperzelle und helfen beim Abtransport von nicht mehr nötigen Stoffen aus dem Körper. Über Nieren, Lungen und Haut scheiden wir ständig Wasser aus. Das heißt: Wir müssen nachfüllen. Circa 2 Liter Wasser verlieren wir pro Tag, wenn es heiß ist oder wenn wir uns viel bewegen, kann es auch schnell das Doppelte sein.

Das zeigt: Wie viel Wasser wir tatsächlich benötigen, hängt von vielen Faktoren ab: Alter, Körpergröße, Temperatur, Luftfeuchtigkeit, Bewegungspensum. Die Mengenangabe „sechs Gläser" ist deshalb eher als Richtwert zu verstehen. Fehlt es dem Körper an Flüssigkeit, reagiert er mit vermindertem Leistungs- und Konzentrationsvermögen. Wir fühlen uns unwohl, werden fahrig, bekommen spröde Lippen oder trockene Hautstellen.

Ältere Menschen verspüren häufig nicht mehr so viel Durst. Sie geraten deshalb leichter als jüngere Menschen in einen Wassermangelzustand. An heißen Tagen sollten Sie besonders darauf achten, genügend zu trinken. Vor allem, wenn Sie bereits an einer Herz-Kreislauf-Erkrankung leiden. Hitze gepaart mit Wassermangel kann dann zu ernsthaften Gesundheitskrisen führen, die lebensgefährlich sein können.

GUT ZU WISSEN

Woher weiß ich, ob ich genügend trinke?

Sie können an der Farbe Ihres Urins sehen, ob Sie ausreichend trinken: Er sollte hellgelb bis durchsichtig sein. Ist er dunkelgelb und hat einen starken Geruch, fehlt Ihnen Flüssigkeit.

Jede Tasse und jedes Glas zählt – so lange es keinen Alkohol enthält. Also auch Kaffee. Wasser ist allerdings am besten geeignet, um Durst zu löschen. Es hat keine Kilokalorien und wenn es aus dem Hahn kommt, ist es preisgünstig und Sie müssen auch keine Kisten schleppen. Leitungswasser hat in der Regel sehr gute Trinkwasserqualität. Nähere Infos zur Wasserqualität bekommen Sie bei Ihrem Wasserversorger.

Mineralwasser enthält zusätzliche Mineralstoffe, zum Beispiel Natrium, Calcium und Magnesium. Das Etikett gibt Auskunft über die Mengen. Aus ökologischer Sicht ist es besser, wenn Sie Mineralwasser aus der Region kaufen – oder gleich auf Leitungswasser setzen. Sie können Leitungswasser mit Kohlensäure mit einem Wassersprudler selbst aufsprudeln, wenn Sie stilles Wasser nicht mögen. Kräuter- und Früchtetees sind eine kalorienarme Alternative zu Wasser.

> **ACHTUNG**
>
> Falls Sie Vitaminpräparate einnehmen, viel Multivitaminsäfte trinken oder Rote Bete essen, kann der Urin auch dadurch eine kräftige Farbe annehmen.

So trinken Sie genug

- Trinken Sie, sobald Sie Durst verspüren. Wenn Sie wenig Durst haben, können Sie sich Trinkgewohnheiten aneignen, zum Beispiel:
  - nach dem Aufstehen eine Tasse warmes Wasser trinken
  - zu den Mahlzeiten mindestens ein Glas trinken
  - ein Glas Wasser trinken, sobald Sie an Ihrem Arbeitsplatz eingetroffen sind
  - ein Glas Wasser trinken, sobald Sie nach Hause kommen
- Stellen Sie sich morgens die Menge an Getränken auf den Tisch, die Sie den Tag über trinken möchten. So können Sie leicht überprüfen, wie viel Sie getrunken haben.
- Möglicherweise hilft Ihnen eine App, ausreichend zu trinken. Sie erinnert Sie nach einem Schema, das Sie selbst festlegen können.
- Für unterwegs können Sie sich eine wiederverwendbare Trinkflasche besorgen, am besten aus Glas oder Edelstahl. Das ist für heiße Tage sehr zu empfehlen.
- Aromatisieren Sie Ihr Wasser mit einigen Blättern frischer Minze, ein paar frischen Beeren oder einer Scheibe unbehandelter Zitrone.

Falls Sie Sorge haben, zu wenig zu trinken, können Sie Ihre Fortschritte überprüfen:

Wie viel trinken Sie?

UHRZEIT	GETRÄNK	MENGE (ML)

Summe

Alternativ können Sie auch eine Strichliste führen: Pro Glas oder Tasse notieren Sie einen Strich:

Strichliste für Getränke

GETRÄNK	ANZAHL
Leitungswasser / Mineralwasser	
Kräuter- oder Früchtetee	
Kaffee, schwarzer Tee	
kalorienfreie Getränke	
Fruchtsäfte, Limonaden	
Alkohol	

Sie sollten auf sechs bis acht Striche im oberen Bereich kommen und möglichst wenige in den beiden unteren Zeilen haben.

Achten Sie auf genügend Antioxidantien

Sogenannte Antioxidantien sind Stoffe, die der Körper entweder selbst bildet, wie zum Beispiel bestimmte Enzyme, Hormone oder andere Stoffwechselprodukte, oder die man mit der Nahrung zu sich nimmt. Antioxidantien kommen unter anderem in Gemüse, Obst und Nüssen vor. Zu den Antioxidantien gehören zum Beispiel Vitamine (C, E, B2), Mineralstoffe (Selen, Zink) und andere sekundäre Pflanzenstoffe (→ Seite 21) wie Betacarotin, Flavonoide, Chlorophyll, Allicin und weitere.

Antioxidantien wird eine gesundheitsfördernde Wirkung zugeschrieben. Sie sollen vor den sogenannten freien Radikalen schützen. Freie Radikale werden während verschiedener Stoffwechselprozesse vom Körper in geringen Mengen selbst gebildet, entstehen aber auch durch schädliche Einflüsse, wie zum Beispiel Zigarettenrauch, Umweltgifte oder UV-Strahlung. Zu den freien Radikalen gehören unter anderem Sauerstoffverbindungen, denen ein Elektron fehlt. Gibt es zu viele davon, hat der Körper sogenannten oxidativen Stress.

Oxidativer Stress begünstigt Krankheiten wie Arteriosklerose, Herz-Kreislauf-Erkrankungen, chronische Gelenkentzündungen (Rheuma, Arthritis) und Krebs. Außerdem können freie Radikale den Alterungsprozess beschleunigen. Normalerweise hält das natürliche Schutzsystem unseres Körpers freie Radikale in Schach. Dabei wirken die körpereigenen Antioxidantien zusammen mit denen aus der Nahrung.

Die Studienlage zu diesen Annahmen ist widersprüchlich. Es gibt auch Hinweise darauf, dass einzelne, isoliert aufgenommene Antioxidantien oxidativen Stress sogar vergrößern können. Wie diese Stoffe im Körper wirken, hängt nach aktuellem Wissensstand davon ab, wie hoch die Dosis ist. Aber auch Ihre persönliche Situation nimmt Einfluss auf die Verstoffwechselung dieser Stoffe. Außerdem scheint es eine große Rolle zu spielen, ob Antioxidantien im Verbund mit anderen Vitaminen, Mineral- und Pflanzenstoffen aufgenommen werden.

→ **TIPP So nehmen Sie genügend Antioxidantien zu sich**

Setzen Sie auf die Zufuhr von Antioxidantien durch pflanzliche Lebensmittel wie Nüsse, frisches Gemüse und Obst. Falls Sie Antioxidantien über Nahrungsergänzungsmittel zu sich nehmen wollen, sollten Sie vorher mit Ihrer Ärztin oder Ihrem Arzt darüber sprechen. Vor allem, wenn Sie eine Krebserkrankung haben, denn diese Stoffe beeinträchtigen womöglich eine Strahlen- oder Chemotherapie. Zudem können sie zu unerwünschten Wechselwirkungen mit bestimmten Krebsmedikamenten und in isolierter Form auch mit anderen Medikamenten führen.

Falls Sie rauchen, sollten Sie keine Betacarotine nehmen. Sie können das Risiko für Lungenkrebs und Herz-Kreislauf-Erkrankungen weiter erhöhen.

Beachten Sie die empfohlenen Höchstmengen in Nahrungsergänzungsmitteln pro Tag.

Achten Sie auf ungesättigte Fettsäuren

Fettsäuren bestehen aus einer Kette von Kohlenstoffatomen. Ungesättigte Fettsäuren haben vorwiegend positive Wirkungen auf den Körper. Sie reduzieren Bauchfett, senken den Cholesterolspiegel, regulieren den Blutdruck, beeinflussen das Immunsystem und lindern Entzündungsreaktionen. Sie sind in vielen pflanzlichen Ölen und Nüssen enthalten. Es gibt wissenschaftliche Hinweise darauf, dass das Risiko für Herz-Kreislauf-Erkrankungen gesenkt werden kann, wenn man weniger gesättigte und dafür mehr ungesättigte Fettsäuren zu sich nimmt.

Omega-3-Fettsäuren

Omega-3-Fettsäuren sind wichtig für ein gut funktionierendes Immunsystem, für die Regulation von Blutdruck sowie für den Nieren- und Zellmembranstoffwechsel.

Omega-3-Fettsäuren gibt es in diesen Formen:

- → Alpha-Linolensäure (ALA) reguliert den Cholesterinspiegel. Der Körper kann ALA nicht selbst herstellen. Viele pflanzliche Lebensmittel, insbesondere Leinsamen, Walnüsse, Hanfsamen und Rapssamen sowie die daraus gewonnenen Öle liefern ALA.

- Eicosapentaensäure (EPA) unterstützt eine normale Herzfunktion.
- Docosahexaensäure (DHA) unterstützt eine normale Hirnfunktion und die Sehkraft.

Für Schwangere ist es wichtig, auch EPA und DHA aufzunehmen, für alle anderen Menschen ist vor allem die Aufnahme von ALA essenziell. Der Körper kann EPA und DHA in geringen Mengen aus ALA herstellen. EPA und DHA sind besonders reichlich in fetten Kaltwasser-Meeresfischen wie Lachs, Hering, Makrele und Sardelle sowie in bestimmten Mikroalgenölen enthalten.

Omega-6-Fettsäuren

Omega-6-Fettsäuren sind wichtig für alle Menschen. Sie sind Bestandteil von Zellmembranen und tragen dazu bei, die Cholesterin-Konzentration im Blut zu senken – allerdings auch des „guten" HDL-Cholesterins.

Als Linolsäure sind sie in Sonnenblumen- und Distelöl und Fleisch enthalten, als Gamma-Linolensäure stecken sie in Granatapfelkernen und Hanföl, als Arachidonsäure liegen sie in tierischen Fetten, wie zum Beispiel Eigelb und Milchfett vor.

Die Deutsche Gesellschaft für Ernährung empfiehlt, nicht mehr als 2,5 Prozent des täglichen Kalorienbedarfs durch Omega-6-Fettsäuren zu decken.

ACHTUNG

Achten Sie auf das Verhältnis zwischen Omega-3- und Omega-6-Fettsäuren

Damit Omega-3-Fettsäuren im Körper gut wirken können, sollten Sie nicht zu viele Omega-6-Fettsäuren zu sich nehmen, denn beide Fettsäuren werden mithilfe ein und desselben Enzyms verarbeitet. Besetzen Omega-6-Fettsäuren dieses Enzym, kann der Körper kein Omega-3 aufnehmen. Im Durchschnitt nehmen wir allerdings 10- bis 20-mal mehr Omega-6- als Omega-3-Fettsäuren zu uns. Das optimale Verhältnis liegt jedoch bei 5:1 Omega-3- zu Omega-6-Fettsäuren.
Eine Einnahme von Nahrungsergänzungsmitteln mit Omega-3-Fettsäuren bringt wenig, zeigt ein Test der Stiftung Warentest.
Pflanzenöle mit einem guten Verhältnis von Omega-3 zu Omega-6-Fettsäuren sind Leinsamenöl, Rapsöl und Walnussöl.

Immunsystem und gesundes Essen

Es hat viele Vorteile, wenn Sie auf eine Vielfalt an Lebensmitteln und Nährstoffen setzen, während Sie gleichzeitig die täglich aufgenommene Energiemenge begrenzen. Einer davon ist, dass Sie mit einer möglichst variantenreichen Kombination an frischen Lebensmitteln Ihr Immunsystem unterstützen.

Die Rolle des Mikrobioms

Sie helfen damit dem Mikrobiom, das Ihren Darm besiedelt. Jeder Mensch lebt in Symbiose mit Bakterien, Pilzen und anderen Mikroorganismen, die ihm helfen, gesund zu bleiben. Man schätzt, dass das Mikrobiom sich aus genauso vielen Organismen zusammensetzt, wie ein Mensch Zellen hat: etwa 30 Billionen. Diese komplexen Lebensgemeinschaften besiedeln die Schleimhäute des Körpers und leisten ihm nützliche Dienste. Unser Mikrobiom ist individuell sehr unterschiedlich zusammengesetzt – fast wie ein Fingerabdruck. Gleichzeitig verändert sich diese Zusammensetzung von Tag zu Tag, auch abhängig von der Ernährung.

Ein gesundes Mikrobiom ist ein ausbalanciertes Netzwerk. Wenn diese Balance gestört wird, können Krankheiten leichteres Spiel haben. Das Mikrobiom ist ein wichtiger Teil des Immunsystems, unseres körpereigenen Schutzschildes gegenüber Krankheitserregern. Ein aus dem Gleichgewicht geratenes Immunsystem kann sowohl schlechter aufgestellt sein gegenüber krankmachenden Bakterien und Viren als auch anfangen, körpereigene Zellen anzugreifen. Diese Autoimmunreaktion liegt einigen Krankheiten zugrunde, die bei Frauen häufiger auftreten als bei Männern, wie zum Beispiel Rheuma.

Die Mikroorganismen reagieren empfindlich auf zu viel Hygiene. Das heißt zwar nicht, dass Sie die übliche Küchenhygiene vernachlässigen sollten. Es bedeutet aber, dass sterilisierte und stark behandelte Lebensmittel häufig weniger nützliche Mikroorganismen enthalten. Diese Behandlung ist oft erforderlich, wenn Nahrungsmittel über lange Wege transportiert werden müssen. Auch stark verarbeitetes Essen ist keine attraktive Nahrung für die Mikroorganismen. Ein anderes Problem: Bei neueren Züchtungen von Obst- und Gemüsesorten liegt der Fokus häufig darauf, dass sie einen hohen Ertrag abwerfen, der länger haltbar ist. Das geht aber zulasten der mikrobiellen Diversität der Pflanzen. Die Folge: Aromen und Bitterstoffe gehen verloren, die jedoch wichtig sind für unser Mikrobiom.

So fördern Sie die Gesundheit Ihres Mikrobioms

- Entscheiden Sie sich für regionale Produkte! Unser Darmmikrobiom schätzt besonders frische Obst- und Gemüsesorten, die in der Region wachsen, in der wir leben. Wenn Sie zum Wochenmarkt gehen und bei heimischen Erzeugern einkaufen, holen Sie sich neben den Pflanzen auch immer die Organismen ins Haus, die die Pflanzen besiedeln. Damit geben Sie Ihren winzigen Mitbewohnern im Darm gleich doppeltes Futter.
- Setzen Sie auf Obst und Gemüse der Saison! So vermeiden Sie, dass Ihr Essen weite Strecken zurücklegt und dafür „entkeimt" werden muss.
- Achten Sie auf so viel Vielfalt wie nur möglich! Essen Sie mindestens 30 verschiedene Pflanzen in der Woche (→ Seite 176).
- Nehmen Sie regelmäßig milchsauer vergorene Produkte zu sich! Dazu gehören Produkte wie Sauerteigbrot, Milchprodukte wie Naturjoghurt, Kefir, Ayran oder Dickmilch und fermentiertes Gemüse wie Sauerkraut oder Kimchi.
- Essen Sie so ballaststoffreich wie möglich! Ballaststoffreiche Ernährung kann anfangs manchmal zu Verdauungsproblemen führen, aber Ballaststoffe fördern die Darmbeweglichkeit und die Aufnahme von lebenswichtigen Nährstoffen. Vor allem lösliche Ballaststoffe (inklusive resistenter Stärke, → Seite 167) sind für das Mikrobiom wichtig.

ACHTUNG

Nahrungsergänzungsmittel mit lebenden Mikroorganismen

Für gesunde Menschen lässt sich nicht vorhersagen, ob und in welchem Umfang die Einnahme von Nahrungsergänzungsmitteln mit lebenden Bakterienkulturen gesundheitliche Vorteile bringt. Aus wissenschaftlicher und lebensmittelrechtlicher Sicht sind pauschale Empfehlungen zum Gesundheitsnutzen bestimmter bakterienhaltiger Nahrungsergänzungsmittel auf jeden Fall unzulässig.

Dazu kommt, dass neueste Untersuchungen zeigen, dass die Zufuhr von lebenden Mikroorganismen durch Pillen zu Infektionen, Immunreaktionen, Stoffwechselstörungen, Allergien und Antibiotikaresistenzen führen kann. Wenn Sie solche Nahrungsergänzungsmittel einnehmen möchten, holen Sie sich vorher ärztlichen Rat. Auch die Erwartung, dass diese Mittel nach einer Antibiotikabehandlung nützlich sein könnten, führt also in die Irre.

30 verschiedene Pflanzen in 7 Tagen

Sie kennen sicher die Formel „5 am Tag". Damit ist gemeint, fünf Portionen Gemüse und Obst am Tag zu essen. Doch viele Ernährungsexpertinnen und -experten sind sich einig, dass es noch wichtiger ist, eine möglichst große Vielfalt an Obst, Gemüse und anderen Pflanzen zu sich zu nehmen.

Pflanzen sind der wichtigste Lieferant für Nährstoffe. Neben Mineralstoffen, Spurenelementen, Vitaminen, Ballaststoffen und sekundären Pflanzenstoffen stellen sie auch Proteine und günstige Fette zur Verfügung. Deshalb sollten sie den allergrößten Teil Ihrer Ernährung ausmachen.

Der in London lebende Epidemiologe und Arzt Tim Spector forscht unter anderem zu Genetik, Ernährung und dem menschlichen Mikrobiom. Aus seiner Zusammenarbeit mit über 10.000 Bürgerforscherinnen und -forschern aus den USA, Australien und dem Vereinigten Königreich, die Details über ihre Essensgewohnheiten teilten sowie Stuhlproben abgaben, leitet er die Empfehlung ab, jede Woche mindestens 30 verschiedene Pflanzenarten zu sich zu nehmen. Bei Menschen, die diese Anzahl unterschiedlicher Pflanzen während einer Woche aßen, fand man mehr hilfreiche Organismen und mehr Substanzen, die wichtig für eine gesunde Immunreaktion sind, als bei Menschen, die in sieben Tagen lediglich zehn unterschiedliche Pflanzenarten konsumierten.

30 klingt viel, aber damit sind nicht nur Gemüse und Obst gemeint, sondern auch Getreide, Nüsse, Samen, Kräuter und Gewürze. Außerdem gehören Lebensmittel dazu, an die Sie vielleicht nicht sofort denken, wie zum Beispiel Kaffee, dunkle Schokolade und Popcorn.

Ein Beispiel: Ein Müsli mit drei verschiedenen Getreideflocken, zwei verschiedenen Nusssorten, Leinsamen und zwei Sorten Trockenfrüchten, kombiniert mit Sojajoghurt und frischem Obst liefert bereits zehn unterschiedliche Pflanzen in einer einzigen Mahlzeit.

So essen Sie mehr pflanzliche Lebensmittel

- → Ergänzen Sie Ihren Speiseplan durch Tiefkühlgemüse, Konserven und getrocknete Hülsenfrüchte. So können Sie auch gesunde Mahlzeiten aus dem Vorrat kochen, wenn Sie nicht zum Einkaufen gekommen sind.
- → Reichern Sie Blattsalate mit Samen, Nüssen, Obst, Kräutern, Tofu, Hülsenfrüchten oder aromatischem Gemüse wie Fenchel an.
- → Peppen Sie Naturjoghurt und Kefir mit Nüssen, Samen, frischen Früchten und Beeren auf.

- „Verstecken“ Sie frisches Gemüse in Currys und Eintöpfen. Frischer Spinat oder fein geraspelter Weißkohl gibt cremigen Speisen eine besondere Note.
- Pürieren Sie frisches Gemüse und geben Sie es in Soßen, zum Beispiel zu Pasta.
- Tauschen Sie Knabbereien wie Chips oder süße Riegel durch Nüsse, Beeren, Paprikaschnitze oder Möhrenstifte aus.
- Rufen Sie mindestens einen Tag der Woche zum fleischlosen Tag aus, an dem Sie Gemüse und Obst zum Hauptdarsteller machen.

Wechseljahre und gesundes Essen

Wie schon erwähnt: Gesunde Ernährung ist vor allem ein Mittel, um Krankheiten vorzubeugen. Wenn Sie bestimmte Beschwerden durch Ihre Ernährung verbessern möchten und die allgemeinen Infos, die Sie in diesem Buch finden, nicht weiterhelfen, ist ein Gespräch mit einer qualifizierten Ernährungsfachkraft eine gute Idee.

Aus wissenschaftlicher Sicht lautet die Antwort auf die Frage, welche Ernährungsweise für (post-)menopausale Frauen die beste ist, recht allgemein: diejenige, die Herz-Kreislauf-Erkrankungen vorbeugt. Denn diese Erkrankungen sind der Killer Nummer eins für Frauen.

Essen bewusster genießen

Essen vor dem Fernseher. Essen beim Packen der Bürotasche. Essen im Gehen. Es gibt viele Situationen, in denen wir uns nicht richtig auf unsere Mahlzeiten konzentrieren und mal eben nebenbei etwas in den Mund schieben. Diese Art zu Essen nennt sich Fog-Eating, Nebel-Essen wörtlich übersetzt. Es bedeutet: Wir nehmen gar nicht richtig wahr, was wir tun. Wir achten nicht auf den Geschmack, nicht auf die Konsistenz, nicht darauf, wie viel wir essen und wann wir uns satt fühlen.

Abgesehen davon, dass Fog-Eating häufig dazu beiträgt, zu viele Kilokalorien und zu wenig Nährstoffe zu sich zu nehmen, lässt sich Essen so auch nicht richtig genießen. Genuss hat sehr viel mit Wahrnehmung zu tun. Uns auf das einzulassen, was wir gerade tun, ist im Alltag häufig sehr schwierig. Meistens versuchen wir, möglichst viel unter einen Hut zu bekommen.

Wenn Sie Mutter sind und versucht haben, Kinder und Berufstätigkeit miteinander zu vereinbaren, sind Sie perfekt darauf trainiert, möglichst effektiv zu sein. Aber auch ohne eigene Kinder wird Frauen in der Arbeitswelt oft mehr abverlangt als Männern – besonders dann, wenn sie Karriere machen möchten. Es gehört sozusagen zur

HINTERGRUND

Was weiß die Wissenschaft über Ernährung und Wechseljahre?

In Studien wurden drei Ernährungsweisen untersucht, von denen bekannt ist, dass sie die Herz- und Hirngesundheit fördern und das Risiko für Diabetes Typ 2 senken – drei wichtige Gesundheitsprobleme, die älter werdende Frauen betreffen.

- → Die DASH-Ernährungsweise (**D**ietary **A**pproach to **S**top **H**ypertension): Sie soll Bluthochdruck entgegenwirken.
- → Die Mediterrane Ernährungsweise: Sie basiert auf traditionellen Ernährungsprinzipien aus Ländern rund ums Mittelmeer.
- → Die MIND-Ernährungsweise (**M**editerranean-**D**ASH-**I**ntervention for **N**eurodegenerative **D**elay): Sie kombiniert Komponenten der DASH- und der mediterranen Ernährungsweise mit Lebensmitteln, die neurodegenerativem Abbau entgegenwirken beziehungsweise die Gehirngesundheit fördern sollen.

Alle drei Ernährungsweisen konzentrieren sich auf mageres Fleisch, Fisch, Vollkornprodukte, Olivenöl sowie viel frisches Obst und Gemüse. Sie reduzieren die Zufuhr von Zucker und Salz und streichen hochverarbeitete Lebensmittel sowie gesüßte Soft-Drinks ganz aus dem Speiseplan – also im Prinzip so, wie es die Deutsche Gesellschaft für Ernährung (DGE) sowieso empfiehlt.

Die wissenschaftlichen Untersuchungen ergaben, dass Frauen in allen Phasen der Menopause von mediterraner Ernährung profitierten. Sie können es sich leichter machen, wenn Sie einfach den DGE-Ernährungsempfehlungen folgen und gegebenenfalls mehr Olivenöl statt Rapsöl verwenden – so lange Sie dafür sorgen, genügend Omega-3-Fettsäuren zu sich zu nehmen, zum Beispiel durch ausreichend Fisch.

DNA von Frauen, möglichst viele Dinge möglichst effektiv zu erledigen und die eigenen Bedürfnisse zurückzustellen.

Dieses jahrzehntelange Effizienz-Training kann Ihnen im Weg stehen, wenn Sie nun versuchen, Ihre Ernährungsgewohnheiten umzustellen. Die Umstellung fällt in der Regel leichter, wenn Sie sich bewusst machen, was Sie dafür brauchen: Mehr Wissen? Mehr Unterstützung bei Einkauf und Zubereitung? Oder etwas ganz anderes?

Stellen Sie sich am besten darauf ein: Etwas anders zu machen als bisher bedeutet automatisch, dass die Dinge länger brauchen. Und sei es nur, weil Sie sich Zeit nehmen, sich auf das zu konzentrieren, was Sie gerade tun. Das lässt sich unter dem Stichwort Achtsamkeit zusammenfassen. Achtsamkeit ist eine Frage der Haltung. Dabei geht es nicht wie so oft darum, etwas zu tun, sondern mehr darum, die Dinge so anzunehmen, wie sie sind – also eher ums Sein.

Das Hier und Jetzt mehr wahrzunehmen betrifft eigentlich alle Lebensbereiche. Es lässt sich aber beim Essen besonders gut einüben.

Achtsam essen

Wie können Sie sich bewusst machen, wie achtsam Sie gerade sind? Und wie gelingt es Ihnen, achtsamer mit Ihrem Essen umzugehen? Die folgenden Anregungen fördern Ihre Aufmerksamkeit für das Hier und Jetzt. Das kann Ihnen helfen, Ihre Ernährung so umzustellen, dass Sie zufriedener mit Ihrem Essverhalten sind.

→ **Konzentrieren Sie sich auf das, was Sie gerade tun.** Bezogen auf das Essen helfen Ihnen zum Beispiel Fragen wie: „Wie fühle ich mich gerade?", „Habe ich Hunger oder Appetit?" oder: „Wann bin ich satt?"

→ **Betrachten Sie Ihre aktuelle Situation mit etwas Abstand.** Beobachten Sie, was Sie gerade denken. Sind das zum Beispiel Glaubenssätze wie: „Ich muss meinen Teller leer essen"? Oder machen Sie sich vielleicht Sorgen, was andere über Sie denken könnten, wenn Sie nachnehmen?

→ **Versuchen Sie, eine neutrale Bestandsaufnahme zu machen.** Bewerten Sie nicht, was Sie gerade tun, sondern beschreiben Sie es mit wohlwollenden Worten. Nicht: „Wie enttäuschend: Ich esse schon wieder Chips!" Sondern: „Ich esse Chips, obwohl ich mir vorgenommen hatte, es nicht zu tun. Wie kam es dazu?"

→ **Nehmen Sie den Moment mit allen Sinnen wahr.** Wie sieht der Tisch aus, wie der Teller, der vor Ihnen steht? Wie riecht Ihr Essen? Wie fühlt es sich an, wenn Sie einen kleinen Bissen nehmen und ihn so lange wie möglich kauen? Läuft Musik oder der Fernseher? Genießen Sie die Gesellschaft oder wären Sie lieber allein? Interessiert Sie das Tischgespräch oder belastet es Sie?

→ **Nehmen Sie die Situation so an, wie sie gerade ist.** Wenn die Fragen aus dem letzten Absatz ein unangenehmes Gefühl erzeugt haben, versuchen Sie, dieses Gefühl nicht zu bekämpfen. Machen Sie eine neutrale Bestandsaufnahme und fragen Sie sich, womit das zu tun haben könnte. So bekommen Sie wertvolle Antworten, um die nächsten Mahlzeiten so zu gestalten, dass Sie mehr Ihren Wünschen entsprechen.

→ **Üben Sie sich in Freundlichkeit sich selbst gegenüber.** Ein missratenes Essen oder ein misslungenes Tischgespräch, der Griff zu Süßem oder Scham, wenn Sie an Ihre Kleidergröße denken – egal, womit Sie selbst nicht recht zufrieden sind: Haben Sie Mitgefühl mit sich. Wenn Sie entspannter auf sich und Ihre Situation blicken, steigt die Chance, dass Sie Ihre Ziele erreichen. Egal, ob Sie weniger Fleisch essen, mehr Wasser trinken oder weniger Kilos auf der Waage erreichen möchten: Versuchen Sie, sich selbst in den Arm zu nehmen – vor allem, wenn es gerade nicht nach Ihrer Vorstellung läuft.

Essensrituale und -pläne

Natürlich muss es manchmal schnell gehen. Zeit ist oft Mangelware. Wenn Sie sich jedoch öfter beim Fog-Eating ertappen, sollten Sie zwei Dinge tun:

→ **Erstellen Sie einen Essensplan.** Wenn Sie Ihre Mahlzeiten im Voraus planen, ist es viel wahrscheinlicher, dass Sie nicht zwischendurch Hunger bekommen oder aus Appetit schnell etwas snacken. Das heißt: Überlegen Sie, was Sie essen möchten und kaufen Sie gezielt dafür ein. Häufig sind es nämlich die Snacks, die zu süß sind und viele ungünstige Fette enthalten, während es einfacher ist, für die Hauptmahlzeiten auf gesunde Kombinationen zu setzen. Mit einem Wochenplan erleichtern Sie sich das Umstellen. Für Tage, an denen Sie wenig Zeit haben, können Sie vorkochen und Speisen einfrieren. Wenn Sie zum Beispiel immer donnerstags zum Sport oder zum Chor gehen, müssen Sie sich nicht hetzen, um noch ein frisch gekochtes Essen aus dem Hut zu zaubern. Außerdem erleichtert ein Wochenplan, Routinen zu etablieren, die Energie sparen. Mit einem Wochenplan lassen sich auch unterschiedliche Vorlieben berücksichtigen, indem jedes Familienmitglied die Möglichkeit hat, sich etwas für einen bestimmten Tag zu wünschen.

MONTAG	DIENSTAG	MITTWOCH	DONNERSTAG	FREITAG	SAMSTAG	SONNTAG
Restetag	Suppentag	Fischtag	Zeit für ein neues Rezept	TK-Tag	Schnelle Küche	Das besondere Kochereignis

→ **Führen Sie regelmäßige Mahlzeiten ein:** Frühstück, Mittagessen und Abendessen, eventuell dazwischen ein bis zwei Snacks. Ging man früher davon aus, dass zwei Zwischenmahlzeiten empfehlenswert sind, versucht man heute, Snacks zu reduzieren. Wenn Sie regelmäßig essen – zur gleichen Zeit ähnlich strukturierte Mahlzeiten –, kalibrieren Sie sozusagen Ihren Körper auf diese Abläufe. Der Effekt ist ähnlich wie mit einem geregelten Schlafrhythmus: Die innere Uhr des Körpers stellt sich nach einer Weile darauf ein.

Regeln und Rituale können das Leben enorm erleichtern. Damit arbeiten übrigens auch die Ernährungs-Influencerinnen. Sie sprechen so unsere Intuition an, denn wer sich Regeln gibt und sie befolgt, hat Kontrolle über das eigene Leben – zumindest fühlt es sich so an. Das ist attraktiv für alle, die sich von der fast unbegrenzten Auswahl an Lebensmitteln erschlagen fühlen. Und auf wen trifft das nicht zu?

Regeln und Rituale positiv nutzen

Der Trick bei Regeln und Ritualen: Sie begrenzen die Zahl der schier endlosen Entscheidungsfreiheit auf ein handhabbares Maß. Dieses Prinzip können Sie auf jeden einzelnen Teller anwenden, den Sie mit Essen füllen.

Ein Beispiel für eine einfache Ernährungsregel: Ich esse an allen Werktagen morgens ein Müsli mit Joghurt oder Quark und frischem Obst. An Wochenenden ersetze ich das Müsli durch Lebensmittel, auf die ich Lust habe – achte dabei aber darauf, dass das Frühstück nicht mehr Zucker enthält als unter der Woche.

Wenn Sie Ihre Mahlzeiten nach Regeln gestalten, die Sie selbst erstellen und die zu Ihren Geschmacksvorlieben und Ihren Lebensumständen passen, und dabei die Grundsätze beachten, die Sie auf diesen Seiten finden, befolgen Sie schon die wahrscheinlich wichtigste Regel für eine gesunde Ernährung: Sie wählen bewusst aus, was Sie essen möchten. Und wenn Sie dabei auch noch darauf achten, den Prinzipien einer gesunden Ernährung zu folgen, heißt das: Sie entscheiden sich aktiv für Ihre Gesundheit.

Wenn Sie sich gesund ernähren möchten, sollte sich das nicht wie eine Strafe anfühlen. Es sollte ein Genuss sein. Die Wahrscheinlichkeit, dass Sie Ihr Essen genießen können, steigt, wenn Sie sich nichts verbieten. Verbote führen meistens nur dazu, dass der Wunsch nach dem Verbotenen zunimmt. Sie sollten sich stattdessen lieber einen festen Rahmen stecken und sich innerhalb dieses Rahmens auch gewisse Freiheiten erlauben. Das hilft Ihnen, eine gute Balance herzustellen und zu halten.

Gewicht verlieren

Welches Gewicht das für Sie richtige ist, lässt sich vielleicht so zusammenfassen: Sie sollten sich wohlfühlen. Es ist das Gewicht, mit dem Sie sich im Einklang mit Ihrem Körper fühlen – aber gleichzeitig beweglich und munter. Dieses Wohlfühlgewicht kann sich im Laufe des Lebens verändern. Und: Es kann von dem abweichen, was Mediziner und Ernährungsexpertinnen als gesund definieren.

Falls Sie sich nicht wohlfühlen und Gewicht verlieren wollen, sollten Sie sich darauf einstellen, dass Ihnen das Abnehmen mit zunehmendem Alter schwerer fallen wird. Der Kilokalorienbedarf nimmt natürlicherweise ab, was oft dazu führt, dass man mit steigendem Alter zunimmt – zumindest, wenn man nicht gleichzeitig das Bewegungspensum erhöht. Der reduzierte Kalorienbedarf verlangt Ihnen in dieser Situation eine doppelte Anstrengung ab: Sie müssen nicht nur circa 400 Kilokalorien pro Tag langfristig einsparen, sondern die Kalorienmenge auch noch immer weiter senken. Das erfordert häufig nicht nur eine deutliche Umstellung der gewohnten Ernährungsweise, sondern des gesamten Lebensstils.

→ **TIPP Wie durchhalten?**
Formulieren Sie ein Ziel und fragen Sie sich, ob es realistisch ist. Als Faustregel gilt: Streben Sie eine Gewichtsreduktion von ein bis zwei Kilo pro Monat an – nicht mehr! Sie sollten Ihren neuen Ernährungsstil dauerhaft durchhalten können. Dazu gehört, dass Ihr Körper immer gut mit Nährstoffen versorgt wird.

Machen Sie sich bewusst, dass es eine große Leistung ist, wenn Sie Gewicht verlieren. Seien Sie freundlich zu sich selbst, wenn das Abnehmen schwerer fällt als erwartet und Sie Rückschläge erleben. Diäten sind keine nachhaltige Lösung. Die beste Methode, um jenseits des 50. Geburtstags Gewicht zu verlieren, ist eine Ernährungsumstellung gepaart mit ausreichend Bewegung und Muskelaufbau (→ Seite 123). Das sollten Sie so gestalten, dass es Ihnen Freude macht, dran zu bleiben. Das Ziel: Nicht nur durchhalten, sondern einen neuen, gesünderen Lebensstil finden, der Sie auf Dauer begleiten kann.

Dafür können Sie einen Mechanismus Ihres Körpers nutzen: Er signalisiert Ihnen, wenn er satt ist. Sobald Sie auch nur die Ahnung haben, dass Sie genug gegessen haben, sollten Sie eine Pause einlegen. So geben Sie Ihrem Körper Zeit, das Signal zu verstärken, bis Sie sich ganz sicher sind, dass Ihr Hunger gestillt ist. Ideal ist, wenn Sie sich durch das Essen nicht beschwert, sondern bereichert fühlen. Nutzen Sie dafür die Hinweise zum achtsamen Essen (→ Seite 179).

Falls es Ihnen alleine zu schwer fällt, suchen Sie sich Verbündete. Zusammen mit Freundinnen an einem Ziel zu arbeiten, kann Spaß machen. Verabreden Sie sich zu gemeinsamen Bewegungseinheiten oder laden Sie sich gegenseitig zu gesundem Essen ein. Sie können sich auch professionelle Unterstützung durch eine qualifizierte Ernährungsfachkraft holen. Viele Krankenkassen bieten Ihren Versicherten auch eine App an, die sie bei Ernährungsumstellungen unterstützt. Außerdem können Sie sich die Kosten für einen Präventionskurs, der Ihnen wichtiges Wissen zum Abnehmen vermittelt, von der Krankenkasse bezuschussen lassen (→ Seite 142). Motivieren Sie sich regelmäßig, indem Sie Ihre Fortschritte festhalten und sich dafür belohnen – zum Beispiel mit einem Kinobesuch oder einem schönen Ausflug.

Gesunde Mahlzeiten beim Ausgehen genießen

Wenn Sie beruflich kürzer treten und weniger Pflichten in der Familie haben, werden Freundinnen und Freunde wichtiger und die Gelegenheiten, gemeinsam Kaffee zu trinken oder ins Restaurant zu gehen, nehmen zu. Das kann schnell dazu führen, dass die Menge der süßen Snacks und der fettigen Gerichte aus dem Ruder läuft.

→ **TIPP Mit diesen Prinzipien fällt es Ihnen leichter, gute Vorsätze einzuhalten:**

- → Sie müssen nicht aufessen! Die Portionen in Restaurants können sich deutlich unterschieden. Wenn der Teller zu üppig befüllt ist, können Sie sich die Reste einpacken lassen.
- → Entdecken Sie Speisekarten neu! Es muss nicht immer ein Hauptgericht oder ein Stück Kuchen sein. Stöbern Sie durch die Vorspeisen und Salate und wählen Sie Gerichte, die ohne schwere Soßen auskommen. Statt für Überbackenes entscheiden Sie sich lieber für Rohkost, Gedünstetes oder Kurzgebratenes, statt süßem Kuchen wählen Sie einen bunten Obstsalat oder einen aromatischen Kaffee mit wenig Zucker.

Body-Mass-Index

Wenn Sie herausfinden wollen, was das für Sie richtige Gewicht ist, kann es helfen, ein paar Zahlen zu nutzen. Der sogenannte Body-Mass-Index liefert eine gute Orientierung dafür, wo Sie im Vergleich zu dem stehen, was in der Medizin und Ernährungswissenschaft als gesund gilt.

Den Body-Mass-Index wird berechnet, indem das Körpergewicht ins Verhältnis zur Körpergröße gesetzt wird.

Body-Mass-Index =
Körpergewicht : (Körpergröße)²

Diese Grundformel berücksichtigt allerdings weder Ihr Alter noch Ihr Geschlecht noch den Muskelanteil Ihres Körpers. Da Muskelmasse schwerer ist als Fett, kann es so zu Verzerrungen kommen.

Durch die natürlichen Veränderungen im Alterungsprozess verschiebt sich das, was als Normalgewicht betrachtet wird: Es steigt mit dem Alter.

Die Ergebnisse des BMI-Rechners werden deshalb folgendermaßen bewertet:

BMI nach Alter

ALTER	BMI (KG/M²)
45–54	22–27
55–65	23–28
Älter als 65	24–29

Viele Krankenkassen bieten Online-Rechner zur Bestimmung des BMI an, die zumindest einige dieser Komponenten automatisch mitberücksichtigen. Auch das Verhältnis von Taille zu Hüfte spielt eine Rolle. Weitere Informationen zum BMI finden Sie auch auf der Website der Verbraucherzentrale: www.verbraucherzentrale.de/node/10441

Wenn Sie Gewicht halten oder verlieren möchten, ist es wichtig abzuschätzen, wie groß Ihr Energiebedarf ist (→ Seite 16 ff.). Wenn Sie abnehmen möchten, sollten Sie circa 500 Kilokalorien weniger aufnehmen als Sie benötigen. Doch nicht allein die Anzahl der Kilokalorien ist entscheidend. Wichtiger ist, in welcher Form Sie die Energie zu sich nehmen.

Glykämischer Index und Glykämische Last

Der **Glykämische Index (GI)** sagt aus, wie stark die Kohlenhydrate eines Lebensmittels den Blutzucker ansteigen lassen. Je geringer der GI, desto weniger und langsamer steigt der Blutzuckerspiegel. Zu den Lebensmitteln, die einen schnellen Blutzuckeranstieg bewirken, gehören zum Beispiel Weißmehl-

BEISPIEL.

Der GI von Wassermelonen ist höher als der von Weißbrot. Weißbrot enthält aber mehr Kohlenhydrate, sodass im Endeffekt die glykämische Last von Weißbrot das 2,5-Fache der von Wassermelonen beträgt.
Der GI von Möhren und Baguette wiederum ist gleich, dagegen entspricht die GL von 100 Gramm Baguette der von 700 Gramm Möhren.

produkte und Süßigkeiten, auch süße Getränke.

Die **Glykämische Last (GL)** ist das Produkt aus GI und Menge. Sie gilt als Indikator für den Insulinbedarf, den das Lebensmittel auslöst.

Take-Home-Message

Nutzen Sie für Ihre Ernährungs- und Lebensstiländerungen die Informationen aus diesem Buch und machen Sie einen Plan, der zu Ihnen und Ihren Lebensumständen passt. Dabei helfen Ihnen die Hinweise zu den empfehlenswerten und weniger empfehlenswerten Lebensmitteln und die ausführlichen Informationen zu den wichtigsten Nährstoffen genauso wie Wissenswertes zum achtsamen Essen. Dazu gehören aber auch die Hinweise zu Bewegung (→ Seite 130) und zum Muskelaufbau (→ Seite 134).

Und das Wichtigste: Bleiben Sie bei all dem entspannt und setzen Sie sich nicht zu sehr unter Druck. Wenn Sie dranbleiben beziehungsweise immer wieder zu Ihren guten Vorsätzen zurückkehren, wird sich der Erfolg früher oder später einstellen. Geben Sie sich Zeit dafür!

Zum Weiterlesen

Gesund und aktiv älter werden
Programm für Gesundheitsförderung und Prävention der Bundeszentrale für gesundheitliche Aufklärung (BZgA):
www.gesund-aktiv-aelter-werden.de

Du bist so alt, wie du dich denkst
Warum positive Glaubenssätze beeinflussen, wie lange und gut wir leben – Wie Ageismus unserer Gesellschaft schadet
Rebecca Levy, Mosaik Verlag, 2023,
ISBN: 978-3442394111

Das Menopause Manifest
Jen Gunter, Südwest Verlag, 2022,
ISBN: 978-3517100876

Mitte des Lebens
Eine Philosophie der besten Jahre
Barbara Bleisch, Hanser Verlag, 2024,
978-3-446-27968-1

Das weibliche Gehirn
Länger leben, besser schlafen, Demenz vorbeugen – wie Frauen gesund bleiben
Lisa Mosconi, Rowohlt, 2020,
978-3-499-00452-0

Klartext Nahrungsergänzung
Informationsportal der Verbraucherzentrale zu Nahrungsergänzungsmitteln:
www.klartext-nahrungsergaenzung.de

Körperzusammensetzung und kritische Nährstoffe im Alter
Beitrag der Deutschen Gesellschaft für Ernährung: www.dge.de/gesunde-ernaehrung/gezielte-ernaehrung/aeltere-menschen/koerperzusammensetzung-und-kritische-naehrstoffe-im-alter/

Stress
Warum Frauen leichter ausbrennen und was sie für sich tun können
Emily und Amelia Nagoski, Kusel Verlag, 2019,
ISBN: 978-3466347445

Adressen

Wie finden Sie eine anerkannte und unabhängige Ernährungsberatung?
www.verbraucherzentrale.de/node/17735

Wie finden Sie Selbsthilfegruppen?
Kommunen, Gesundheitsämter und Krankenkassen können Kontakt zu Beratungsstellen und Selbsthilfegruppen herstellen. Kontakte vermittelt auch die Nationale Kontakt- und Informationsstelle zur Anregung und Unterstützung von Selbsthilfegruppen (NAKOS):
https://t1p.de/9pqb4
Auch die Verbraucherzentralen bieten Beratungen an: https://t1p.de/73tkk

Wie finden Sie verlässliche Gesundheitsinformationen im Internet?
In diesem Artikel finden Sie viele Tipps für die Suche nach seriösen Informationen zu Gesundheitsfragen:
https://t1p.de/fzft8

Wie können Sie mit Selbstzahlerangeboten in Arztpraxen umgehen?
Sogenannte Individuelle Gesundheitsleistungen (IGeL) führen immer wieder zu Ärger. Ausführliche Informationen dazu finden Sie auf der Website der Verbraucherzentrale:
https://www.igel-aerger.de

Adressen Verbraucherzentralen

Verbraucherzentrale Baden-Württemberg e. V.
Telefon: 07 11/ 66 91-10
www.verbraucherzentrale-bawue.de

Verbraucherzentrale Bayern e. V.
Telefon: 0 89/5 52 79 4-0
www.verbraucherzentrale-bayern.de

Verbraucherzentrale Berlin e. V.
Telefon: 0 30/2 14 85-0
www.verbraucherzentrale-berlin.de

Verbraucherzentrale Brandenburg e. V.
Telefon: 03 31/2 98 71-0
www.verbraucherzentrale-brandenburg.de

Verbraucherzentrale Bremen e. V.
Telefon: 04 21/1 60 77-7
www.verbraucherzentrale-bremen.de

Verbraucherzentrale Hamburg e. V.
Telefon: 0 40/2 48 32-0
www.vzhh.de

Verbraucherzentrale Hessen e. V.
Telefon: 0 69/97 20 10-900
www.verbraucherzentrale-hessen.de

Verbraucherzentrale Mecklenburg-Vorpommern e. V.
Telefon: 03 81/2 08 70-50
www.verbraucherzentrale-mv.eu

Verbraucherzentrale Niedersachsen e. V.
Telefon: 05 11/9 11 96-0
www.verbraucherzentrale-niedersachsen.de

Verbraucherzentrale Nordrhein-Westfalen e. V.
Telefon: 02 11/9 13 80-10 00
www.verbraucherzentrale.nrw

Verbraucherzentrale Rheinland-Pfalz e. V.
Telefon: 0 61 31/28 48-0
www.verbraucherzentrale-rlp.de

Verbraucherzentrale Saarland e. V.
Telefon: 06 81/5 00 89-0
www.verbraucherzentrale-saarland.de

Verbraucherzentrale Sachsen e. V.
Telefon: 0341/69 62 90
www.verbraucherzentrale-sachsen.de

Verbraucherzentrale Sachsen-Anhalt e. V.
Telefon: 03 45/2 98 03-29
www.verbraucherzentrale-sachsen-anhalt.de

Verbraucherzentrale Schleswig-Holstein e. V.
Telefon: 04 31/5 90 99-0
www.verbraucherzentrale.sh

Verbraucherzentrale Thüringen e. V.
Telefon: 03 61/5 55 14-0
www.vzth.de

Verbraucherzentrale Bundesverband e. V.
Telefon: 0 30/2 58 00-0
www.vzbv.de

Stichwortverzeichnis

H

I

J

K

L

M

N

O

P

Bildnachweis
Umschlagfoto: PeopleImages.com/depositphotos
Innen: S. 92: Deutsche Herzstiftung e.V., S. 106: Stiftung für Qualität und Wirtschaftlichkeit im Gesundheitswesen, S. 124: Ergotopia GmbH, S. 126, 127, 160: Stiftung Gesundheitswissen, S. 159: Verbraucherzentrale NRW e. V.
Adobe Stock: S. 4, 122: insta_photos, S. 4, 82: zinkevych, S. 5, 22: InsideCreativeHouse, S. 5, 48: goami, S. 5, 144: romanets_v, S. 10: GIL63, S. 106: VectorMine, S. 136 ff.: lioputra, S. 155: maho

1. Auflage 2025

ISBN 978-3-86336-179-2 (Buch)
ISBN 978-3-86336-365-9 (EPUB)

Impressum

Herausgeber:
Verbraucherzentrale
Nordrhein-Westfalen e. V.
Helmholtzstr. 19, 40215 Düsseldorf
Telefon: 02 11/91 380-1555
ratgeber@verbraucherzentrale.nrw
www.verbraucherzentrale.nrw

Text
Silke Jäger

Koordination
Wibke Westerfeld

Lektorat
Julia Voigtländer, Wibke Westerfeld

Fachliche Beratung
Angela Clausen, Sabine Wolter

Layout und Satz
Lala Majidova, Düsseldorf
www.lav-ka.de

XML-Produktion:
pagina GmbH, Tübingen
www.pagina.gmbh

Umschlaggestaltung
Designbüro Ute Lübbeke, Köln
www.LNT-design.de

Druck
AZ Druck- und Datentechnik GmbH, Kempten

Redaktionsschluss
Februar 2025